JN001130

[illegible]とこころ

[illegible]鷹に逝った科学者

上毛新聞社

はじめに

脳は人類にとって身近でありながら、解明されていないことが多い。そのことこそが探求心を刺激する研究対象であるゆえんなのだろう。「生命科学の最後のフロンティア」と位置づけられるようだ。専門家へ取材を重ね、その一端に切り込んだのが本書である。

　２０２２年７月に上毛新聞で始まった連載「脳とこころ　御巣鷹に逝った科学者」は、１９８５年夏の日航機墜落事故で命を落とした神経科学者・塚原仲晃氏を軸に、現在につながる脳科学の動向を追った。本書は、２０２３年３月まで続いたその連載の序章から始まる全63編に加え、番外や特集を再構成したものである。

　塚原氏は１９３３年に京都市で生まれた。東京大医学部を卒業した後、米国留学などを経て、36歳で大阪大教授に就いた。第一章で塚原氏の足跡をたどり、研究に沿いながら記憶や学習について考える。第二章では、塚原氏がこの分野にもたらした影響を掘り下げ、第三章で神経科学の世界に分け入る。第四章で現代社会のキーワードとなっている人工知能（ＡＩ）の未来を展望し、第五章は国内外の科学者と脳の可能性を探る。終章で塚原氏の家族の視点を織り込んだ。

本連載は日本科学技術ジャーナリスト会議が科学技術に関する報道などで成果を上げた人物を表彰する「科学ジャーナリスト賞２０２３」の最終候補に残った。執筆は五十嵐啓介、小泉浩二両記者が担当した。題字は解剖学の養老孟司・東京大名誉教授がしたためてくださった。

新聞記事には分かりやすさが求められる。本書においてもその努力は惜しまないが、実態をつかみにくい難解な分野であることに加え、研究の最前線を追っているがゆえに、聞き慣れない言葉を使わざるを得ない場面もあった。記者の言語と科学者の言い回しは時に相いれず、表現のすり合わせに苦労することがある。本書に出合ってくださった読者の皆さまには、そのせめぎ合いも味わってもらえたらありがたい。

「わが国の偉大な神経科学者」を巡る奥深い脳とこころの世界に、しばしの間浸っていただければ幸甚である。

上毛新聞社 代表取締役社長

関口雅弘

目次

第三章　拡張

第四章　ヒトとＡＩ

第五章　可能性

敬称、呼称略。肩書き、年齢などは取材当時。

題字・養老孟司

脳の可塑性―変化して形を保つ

脳は経験に応じて構造や働きを変える柔軟性が備わっている。けがなどで一部が傷ついても、別の部分が柔軟に〝代役〟を果たす。この「変化することができ、その形を保つことができる性質」が可塑性《かそせい》だ。傷ついた部分の代役は一例に過ぎない。

脳の可塑性は大きく三つに分けられる。①脳の発生・発達の段階でみられる可塑性②老化や障害を受けた後に、神経機能が回復されていく可塑性③記憶や学習などに関わるシナプスの可塑性――だ。具体例を見ていこう。

シナプス「スパイン」は伸び縮み

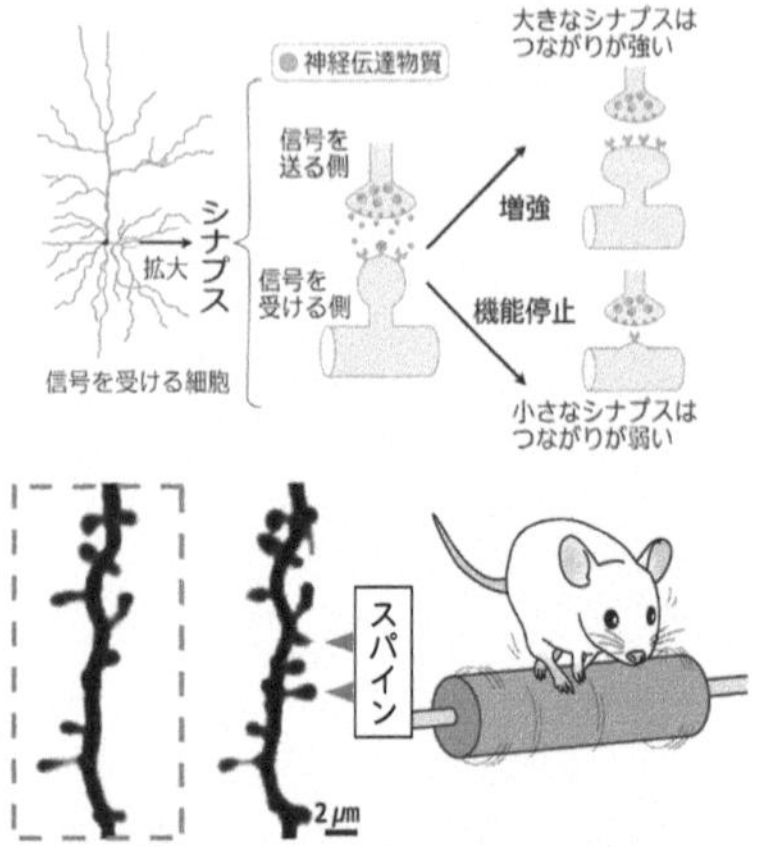

脳の重要な機能は信号伝達と信号処理であり、神経細胞（ニューロン）同士が網目状のネットワークを形成することで機能を果たしている。つまり、ある神経細胞から別の神経細胞に、いつ、どのように、どのような情報を伝えるのかが脳の機能には重要だ。脳には1000億以上の神経細胞がある。細胞と細胞が密着し、情報伝達が起こる場は「シナプス」と呼ばれている。

シナプスには、とげ状の「スパイン」と呼ばれる構造があり、状況に応じて伸びたり縮んだりする。記憶や学習の際、信号伝達が活発だったシナプスではスパインが大きくなり、新たなスパインも伸びてくる。逆に、それほど活動が必要でない場所ではスパインが縮み、シナプスを消失させることもある。

マウスの実験で、回転する円筒を走ることを学習させるとスパインが増加する。スパインが日々変化すること、学習によって大きく変化することが示されている。

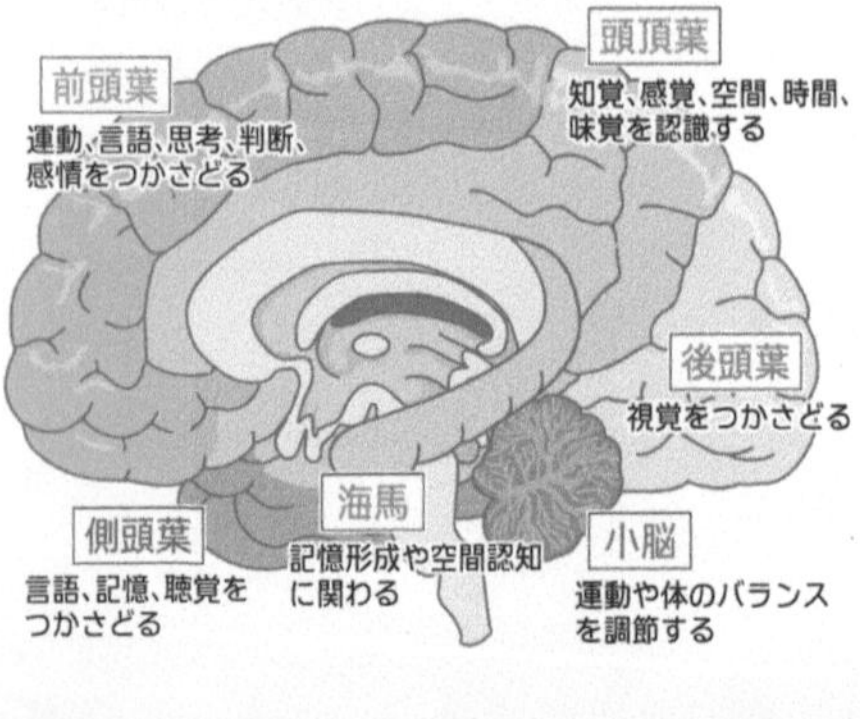

子どもに眼帯　注意を

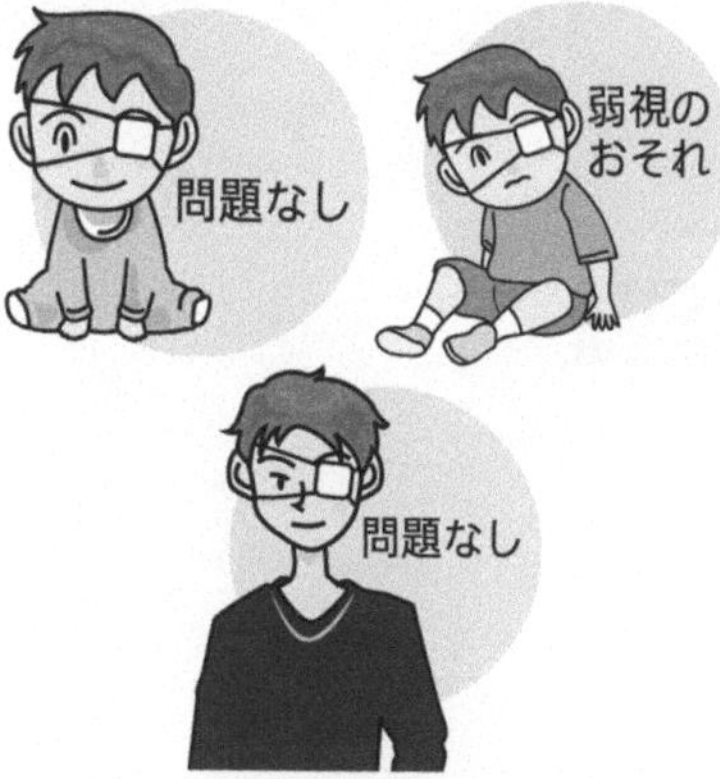

子どもに「ものもらい」ができたとき、安易に眼帯をさせてはいけない。乳幼児の視力の発育段階に、網膜にはっきりと像が写らず刺激が加わらなかった場合、視力が育たず、弱視になってしまうことがあるためだ。

生まれたばかりの赤ちゃんは網膜から脳へ信号を伝えて映像にする仕組みが育っておらず、視力は0.01程度と低い。視力が急速に伸びるのはその後だ。実際に物を見て、網膜から脳神経に刺激が加わることで成長し、1年後には0.1前後、4～5歳で1.0前後となることが多い。10 歳以降の伸びはごくわずかとなる。

経験に応じて神経回路が柔軟に変化するタイミングを「臨界期」と呼び、視覚のほか、言語学習などにも臨界期があるとされる。ただ、近年の研究で、臨界期の時期は固定されたものではなく、動かせることが分かってきた。

監修／三好悟一
群馬大大学院医学系研究科教授

使うほどに大きく

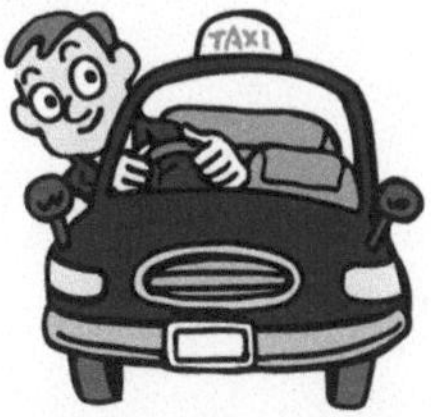

「世界一難しい」とも言われるロンドンのタクシー運転手の免許試験。市内全域の道路や建物を頭に入れる必要があり、合格は至難の業だ。

英国の神経科学者、イレーナ・マグアイアーは運転手志願者を対象に、運転手になるためのトレーニングが脳に与える影響を調べ、トレーニング開始時と免許取得時の脳の構造を比べた。その結果、免許取得時には空間把握や空間的な位置の記憶にかかわる海馬の一部が大きくなっていた。

コミュニケーション運動や好奇心で成長

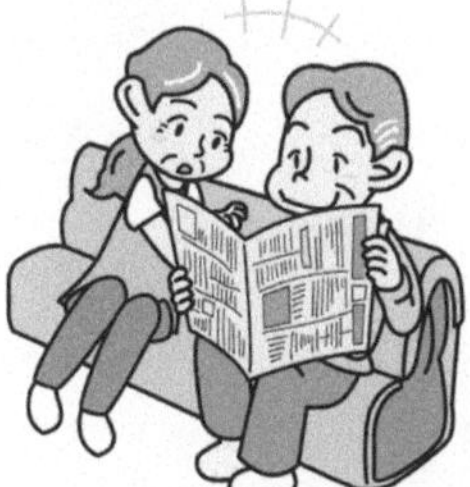

脳はいったん完成すると、その後は形態が変わることはなく、加齢や病気で萎縮が起これば変化すると考えられてきた。しかし、2004年に英科学誌ネイチャーに掲載されたドイツの大学の研究チームによる実験報告をはじめ、さまざまな研究から、成人した後も神経細胞同士をつなぐ情報伝達回路を変化させ、それによって脳の体積を増やすこともできることが明らかになっている。

大人の脳を成長させ、健康な状態を維持するためには「好奇心」「運動」「コミュニケーション」などの刺激が重要という。逆に「喫煙・飲酒」「肥満」「ストレス」は脳の老化や萎縮につながるとされる。

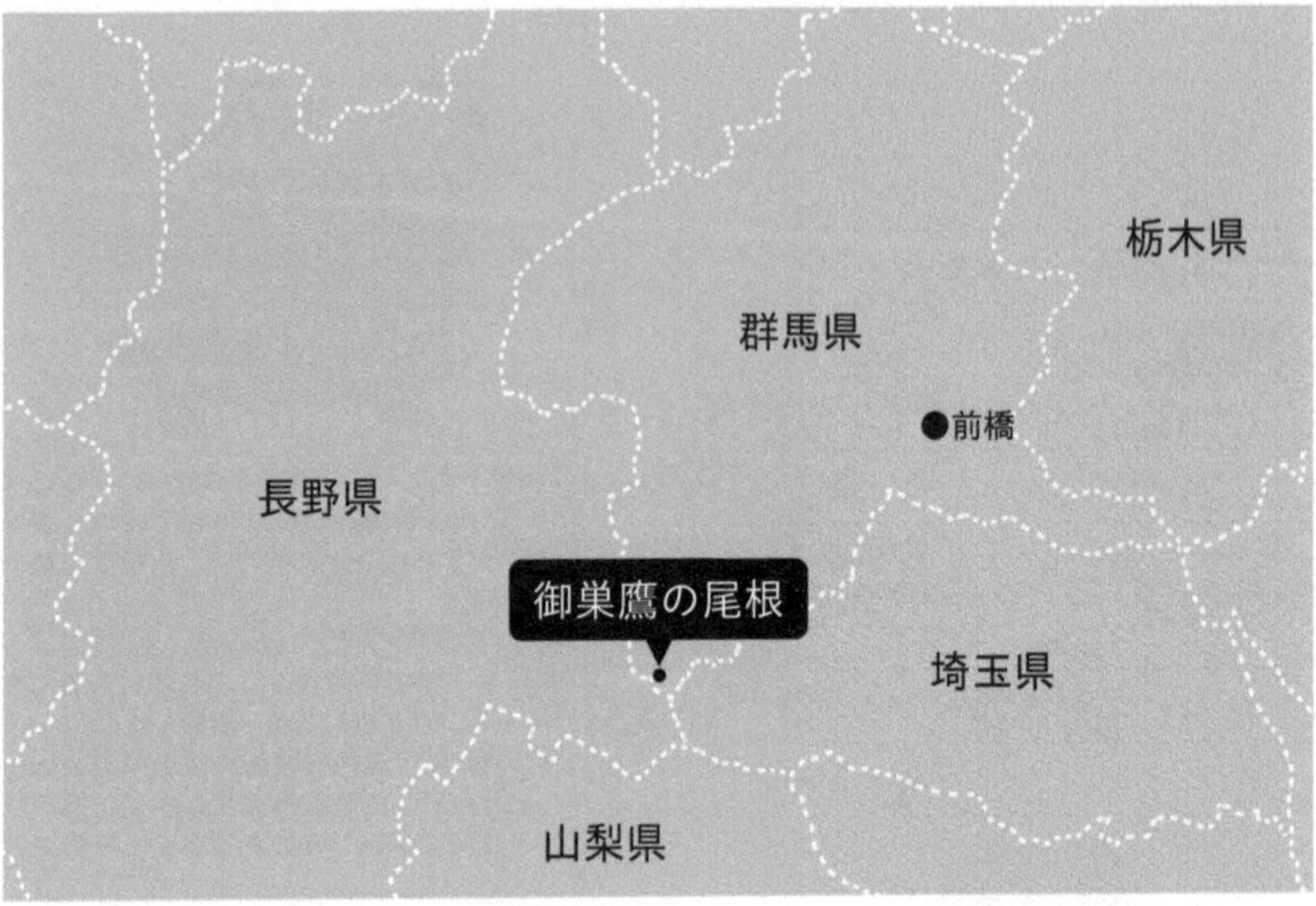

塚原仲晃（つかはら・なかあきら）

1933年	京都市生まれ
58年	東京大医学部卒業
63年	同大学院修了
	同大医学部助手
65～68年	米国留学
70年	大阪大基礎工学部教授に就任
77～85年	岡崎国立共同研究機構生理学研究所教授を併任
82～83年	米ロックフェラー大客員教授
85年8月12日	群馬県上野村で死去。享年51歳

序章　解剖学者の意識

「わが国の偉大な神経科学者」と称される塚原の死から40年近く。脳研究は着実に進んだ一方、生命科学の最後のフロンティアと位置づけられ、いまだ未解明な部分が多い。脳とは何か。模倣して生まれたデジタルやAIがもたらすものは。御巣鷹に逝った科学者を起点に、「脳とこころ」の行方を追う。

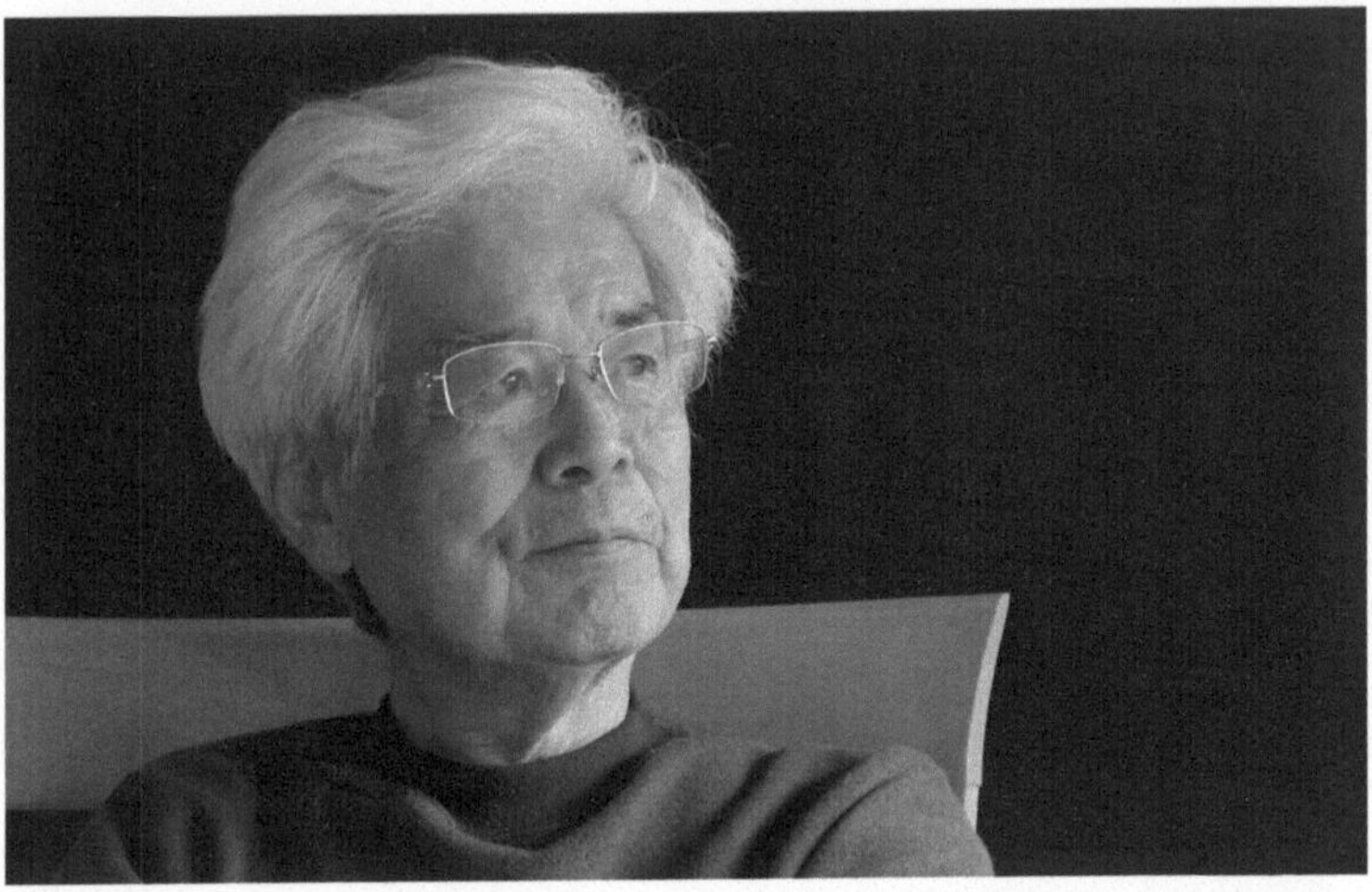

塚原を回顧し、脳について思索する養老

0と1　間に何かが

養老孟司（84）＝神奈川県＝はその一報を、英国ロンドンで耳にした。

「『日本で大きな飛行機事故、あったらしいよ』。ホテルで聞きましたね」

東京大医学部の教授に就いて4年後の1985年8月、解剖学者として国際学会に出席していた。

御巣鷹の尾根（群馬県上野村）で起きた日航機墜落事故を詳しく知ったのは、帰国後のことだった。

乗客乗員520人が死亡した。生前から名を知る1人の男性が、中にいた。

「いや、あの時は本当に…。ま、不慮の事故ですから」。沈黙を挟みつつ、振り返った。「後になって、だんだん『そうか』と思うようになりましたね。じわーっとね。ああいう仕事をされる方って、案外、少ない。正統派の生理学」

塚原仲晃、享年51歳。養老よりも4年早く東京大医学部を卒業し、36歳の時（１９７０年）から大阪大基礎工学部の教授を務めていた。

群馬県南端の深山で亡くなった塚原は、半生を一つのテーマにささげた。

脳はどのように記憶し、学習するのか。この仕組みの解明を目指した、当代きっての脳科学者だった。

当時の日本で脳科学は「はやっていなかった」。養老は理由を語る。

「根本的な問題がある。脳をやればそれこそ、意識とはなんだ、みたいなところに行き着く。答えは出るのか、出ないのか。論文は書けるのか。研究者はそういうの、嫌がるんですね。業績にならない」

2人に直接的な付き合いはなかった。考え方に違いがあったからだという。

養老によれば、生物学は１９７０年代から様変わりした。種類や性質を記録、整理していく博物学的な内容から、実験的なものへと変わった。米国の影響だった。「脳（研究）は博物学的なものをすっ飛ばして、実験する生物学になった。万事を実験室の中でやっちゃう」

解剖は博物学的なものの代表格。「実験的とは、脳の機能を物理化学的に扱うということ。本当に扱えるのか。例えば今、僕はしゃべっているけれど、これは意識があるから。意識は物理化学的に定義できるのか。現状では、定義はないんですよ」

どちらが正しい、正しくないではなく、手法の違いに過ぎないとも言う。

そもそも脳の働きとは。養老の説明はこうだ。

視覚、聴覚、嗅覚、味覚に触覚。五感で得た刺激を「入力」し、その結果を筋肉の収縮によって「出力」する。これを繰り返す。入出力は成長に伴い、脳内だけでもできるようになる。それが「考える」ことだという。

脳から意識が生まれるのはなぜか。

「それが分からない。何かの大事な調整役らしいのだけれど」。現代の脳科学で解明されていない象徴的な部分だと捉える。

養老はまた、脳は計算機だとも表現する。生まれながらにしてこれを持つ人間が作ったデジタルが、広く浸透する社会になった。

「自分とそっくりなものを作ったってこと。脳の延長なんです」。神経細胞のオンとオフで動く脳。0と1の切り替えによって働くデジタル。原理的な仕組みは同じだと解説する。

でも、と養老は加えた。「脳はもう少し、ややこしいことをやっている。0と1の間に何かある」

デジタルはさらに人間の脳に近づいていくのか。

「二つの見方がある。デジタルが脳に近づくのと、人間がデジタルに近づくという考え方。今の人は昔に比べ、はるかにコンピューターに近づいている。昔はコンピューター的な人間は、杓子《しゃくし》定規とか官僚主義って言った」

　そうした変化の先にある社会は。「だから、今のようになるんですよ。どうせそこまでいくなら、戦争もゲームでやってくれりゃいいのにと思うけどね」

情報のズレ　意識が調整

　養老は、脳研究の今後の焦点を「意識」の解明だと捉える。

――塚原は生前、脳の可塑性（柔軟性）や記憶の仕組みを研究していた。

　脳に可塑性がなければ、記憶はどうにもならない。物質的に基礎があるとすると、どこかが変わらないと新しいものが入らない。

――意識はどこから来る。

　分かっていない。物理化学の言葉で脳を説明していった先に、意識にたどり着けるのか。だいたい意識の方が大きな舞台で、その中に物理化学がある。物理化学の言葉で意識が説明できるか、ってことですよ。

――「意識は何かの大事な調整役」と指摘する。

　有名な実験がある。脳波が測れる機械を付けた被験者の前に、水が入ったコップを置く。いつでも飲んでいい。飲む時は手が動く。その前には（脳内の）運動野が動く。被験者は時計を見て、飲もうと思った瞬間の時刻を記録しておく。結果は、本人が飲もうと思った時刻は、脳が動き出してから0・5秒遅かった。つまり被験者は脳が動き出した後で「今、水を飲もう」と思った。議論はあるけど、意識は後づけなんです。

視覚や聴覚から入った情報は基本的に、細かいズレが生じる。意識はそのズレを、同時に起こったものだと捉えられるように調整している。さもないと感覚がバラバラになっちゃう。

――なぜ、そんな現象が起きているのか。

人は日常的にそうでしょう？　何かやらかしちゃった後で、理由を言う。理屈は常に後づけなんです。

面白いことに意識は「駄目だ」ということだけは先にできるらしいんだよね。例えばピストルを撃たない、みたいな。道徳律は基本的に禁止の形になっていますね。駄目は意識的にできる。子どもをしかるときに、しょっちゅう駄目って言うでしょ。

――人の意識はなぜ、どう進化してきたのか。

進化論で言えば、必要に応じてでしょう。そんなふうにしないと具合が悪いから。

――人の脳の特徴は。

僕は「物事を同じにする」ということだと考えている。

例えば、絶対音感がある子どもが、お父さんに低い声、お母さんに高い声でそれぞれ名前を呼ばれても、同じように自分を呼んでいると理解できるでしょう。感覚を無視できる。音の高さが違っても、同じ曲だと信じることができる。

白板に黒ペンで「白」って書くと、現代人は即座に「白」と読める。動物は恐らく、できない。

―脳研究でいつか意識は解明できるのか。

米国流の業績主義で、論文を書いて、一流雑誌にいくつ載ったか、って評価制度をやっている限り、意識の研究は進みませんね。そういう論文はなかなか書けませんから。

物理化学的にこういう現象が、ああなって、それが意識だと言い切った時、皆が納得するか。物理化学的にはそうかもしれないが、意識とは違うでしょうと言われちゃう。

継続できる日常性を

―最近面白かった本として「情動はこうしてつくられる」（紀伊国屋書店、２０１９年）を挙げる。

著者のリサ・バレットは心理学者で、人が喜怒哀楽を感じたときに、二十いくつある顔の筋肉がどう収縮するかを調べた。いろいろな論文の「メタ分析」もして、共通の特徴を解析した。結論は極めて簡単だった。人によってバラバラで、一致しなかった。

例えば、怒り。皆、存在すると思っているけれど、社会学的な概念で、脳科学的には実態がない。怒っているとき、脳の状態はこうだと説明できない。怒ったり笑ったりは人によって違うというのは、誰でも知っているでしょ。だから「ご苦労さん」なんです。一生懸命研究したら振り出しに戻った。

―ユーチューブで発信を続ける。２０２２年３月に設立されたメタバース推進協議会では代表理事に就いた。

メタバース（ＩＴ企業などが提供するネット上の仮想空間）は、後ろ向きに使うと面白いかなと思って。自然環境を残したい。そのものを残そうとすると高くつくから、記録にね。後の人に体験してもらう。

今の人はドキュメント性を考えず、新しい世界ばかりを求める。もうけようと思うからそうなる。

―デジタル化が叫ばれる一方、日本では人口減少が加速度的に進んでいる。

誰かが減らそうと思ったわけじゃなく、ひとりでにそうなった。理由は自然離れです。

都市は人間の脳が造ったもの。僕は「脳化」と言うけれど、都市化が進んだ。生物学も実験空間の中に、人工空間が入った。自然が排除された。人間で一番自然に近いのは子ども。だから、子どもがひとりでにいなくなった。皆さん、シミュレーションをするでしょう。「ああすれば、こうなる」。子どもには通用しない。うまくいけばタレント、まずいと殺人犯。こんな「危ない」ものはない。

―日本はどうなる。

ある程度、自然回帰するしかないんでしょうね。

２０３８年に南海トラフ巨大地震を予想する人がいるけれど、良いチャンスになる。人間にとって必要なものは何か、非常に良く分かるでしょう。今はいらないものばかり抱えている。

―脳に話を戻したい。研究はさらに進めるべきか。

研究ってのは、何事に限らず進めていくべきでしょうね。物事をより良く理解する。すると、振る舞い方が良く分かる。今の人は乱暴な振る舞い方をする。

―基礎研究に取り組む人へのメッセージを。

日本の人はだいたい、研究を信用していない。そんなことをして、何の役に立つんだって必ず言われる。僕のやっていること（昆虫の標本作り）を見てください。研究って言えば研究だけれど。

要するに「やれ」ってことですよ。あれがない、これがないでだいたい止めちゃうんだけど。人間は、しぶとくないと駄目。なければないなりに知恵を出す。それにはモチベーションがいる。

これを失わないのは大事なことですよ。

―意識についてさらに詳しく聞きたい。ロボットに意識は持たせられるか。

定義なんだよね。ロボットが自分の都合で、勝手に動き出すか。どういうシステムにしたら、それができるかってことですね。

ただ、意識は細胞がなければできないと思う。細胞は基本的に理解できていない。これまで人間はいろいろなものを作ってきたけれど、細胞に類するものはできていない。あれだけの要素を、あれだけ小さいものに詰めて、自らエネルギーを取って、いらないものを出して、増えていく。そんな存在は作れていない。

月までロケットが行っても、飛ぶだけならハエでも蚊でもできる。悔しかったら、早くハエか蚊を作ってみろってね。作れないんだよ。

―脳とコンピューターをつなぐ「ブレーン・マシン・インターフェース」の開発も進む。精神医療分野などでの活用を期待する声もあるが、可能性は。

いつもそこで戻るのは、人間とは何だ、人生とは何だってこと。人そのものを変更する技術は、確かにだんだん完成する。赤い糸を吐く蚕を作るとか、大学院生でもできるでしょう。人間にそれをやられると、人とは何かが根本から変わる。

シンクレアという人（ハーバード大大学院教授）が老化は病気だ、治せるって言っている。でも老化はいわば神の定めで、干渉するのは良くないって意見があって、研究費をもらえなかったって怒りを打ち明けていましたけどね。僕なんかは老化防止はやったほうが良いと思う。なぜかというと、厚生労働省がうるさくて仕方ない。老人の医療費がかかって仕方ないって。なら年を取らないようにした方が良いだろうって。

―脳を動かすことは、老化防止につながるか。

そんなこと言っても仕方ない。皆、成り行きで生きてるんだから。

だいたい今の人は、そういうのを、人の力で動かせると考える。僕はそう思っていない。何かやれば、必ずマイナスがある。秩序を立てれば、必ずどこかで無秩序が起きる。シミュレーションを実現すれば、必ず無秩序が生まれる。

今、これだけ整然とした社会になったのは、エネルギーを使ったから。それで二酸化炭素が勝手に動き出している。そうして温暖化だと騒いでいる。人間が都市を造り、増やせば、どこかに無秩序が出てくる。当たり前です。

人間以外の生物は、非常にうまくやってきた。あまり無秩序を出さないように生きている。それが、できるんです。

―今後はどんな活動を。

子どもをハッピーに。じいさんだから孫の世話をする、みたいな。

子どもを集めて、虫捕りと称して遊んでいるんですけど、ここら辺（神奈川県西部）は国立公園だから、いろいろな規制がかかっている。植物は採っちゃ駄目、動物も捕っちゃ駄目って。虫ってのは減るものじゃない。すぐ増える。１匹が何個、卵を産むか知っていますか。１００や２００は当たり前です。捕ったっていなくならない。いなくなるのは環境のせい。有機で田んぼをやれば、すぐに分かりますよ。

―群馬県民をはじめ、地方に生きる人へメッセージを。

しっかり、日常を築いてください。持続可能な開発目標（ＳＤＧｓ）は、要は日常を守ること。今は継続できない日常性をつくってしまっている。東京が典型的。世界中から物を持ち込まないと、日常が保てない。そんな生活が長持ちするわけがない。コロナとウクライナ侵攻の共通点は、日常性の破壊かな。

ところが日常性って、重視されない。日本語のありがとうって、漢字で書くと「有難う」。珍しい。日常性って普段あるから、ありがたくない。ありがたくないのは人気がない。女房にうっかりその話をしたら「あたしをもっと大事にしなさい」って言われて、二の句が継げなかった。

第一章　師と弟子と

塚原の半生や弟子との研究から、記憶や学習について考える。

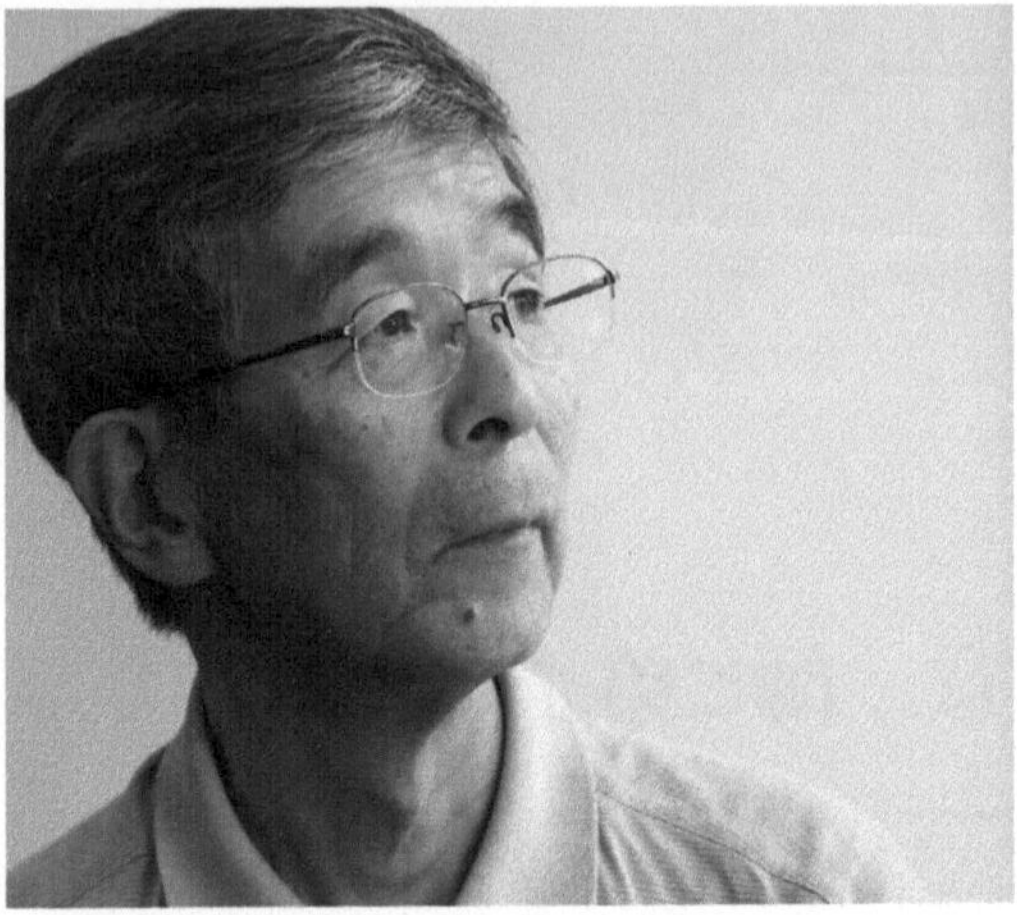

師を思う村上

未曾有の事故　予期せぬ死

村上富士夫（73）＝大阪府茨木市＝の頭は真っ白だった。日本航空への怒りとわずかな望みを除いて。

新幹線で大阪から群馬県へ向かっていた。1985年8月。御巣鷹の尾根（群馬県上野村）へ墜落した日航機に、師が乗っていた。

大阪大基礎工学部を1971年に卒業した村上は、大学院を経て、1984年に母校の講師になった。大学と、それまで5年半いた国立の生理学研究所（愛知県岡崎市）を行き来していた。

テレビでニュースを見たのはそんな頃。〈羽田発、大阪行きの飛行機が行方不明〉。「誰か知り合いが乗ってるかもしれんね」。夕食時に友人と語った。

すぐ師の搭乗を知った。

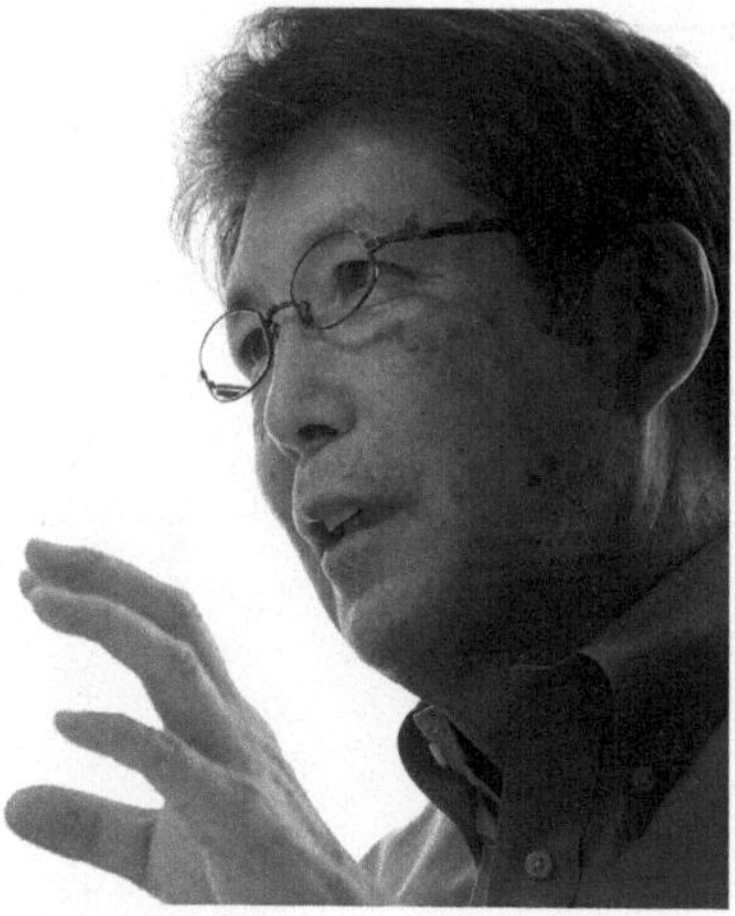

師を語る小田

群馬県藤岡市での遺体の身元確認の詳細について、村上は多くを語らない。「先生が亡くなっても、研究や教育を止めるわけにはいかなかった」。後輩たちと空白を埋めることに必死だった。

御巣鷹を訪ねたことは一度もない。師を失って一挙に押し寄せた多忙さだけが理由ではない。「行く意味が見いだせなかった。そんな気になれなかった」

米ボーイングが圧力隔壁の修理をミスし、日航や運輸省（当時）が見逃したとする事故原因の説明には、今も納得がいかない。「それならなぜ、ボーイング自身が補償していないのか。理解できない」

1985年8月12日、小田洋一（71）＝長野県安曇野市＝は研究室で論文を仕上げていた。村上より3年後輩の弟子。夕刻、脳科学の世界的権威、伊藤正男（元東京大名誉教授、元日本学術会議会長）から電話で事故の一報を聞いた。当初、何のことか全く見当がつかなかった。

師は慎重だった。東京からの帰途になぜ空路を。功績を重ね海外出張が増え、乗り慣れていたからかと思ったのは、先のことだ。

着の身着のまま、伊丹空港（大阪府）へ。ずらりと並んだ乗客名簿に、片仮名で師の名前があった。バスで藤岡へ向かった。

〈4人が生存〉。明け方に立ち寄ったサービスエリアで、こんなニュースを聞いた記憶がある。「だからこの時点では、不時着したんじゃないかと思って」

藤岡に着いて3日後の16日から、体育館で身元が分からない遺体との対面が始まった。最初のひつぎを係官が開けた。炭だった。師の妻は、ひと言も出さずにおえつした。

1週間ほど後、真新しいポロシャツが出てきた。「これっ」（妻）。小柄な師に合わないLサイズだったが、夫のものだと妻は譲らなかった。

脳障害を抱える子の親から、相談に応じてくれた礼に師へ贈られた品だった。電話だけのやりとりで着丈が分からなかったためだったと、小田は後年知った。

身元が判明した遺体は茶毘《だび》に付され、体育館はどんどん空いていった。師はしかし、見つからなかった。

手の先、足の先だけの人も多かった。犠牲者の数以上のひつぎが用意された。小田は全てを開け、触って確かめた。どうしても探したかった。それでも、巡り合えなかった。

2週間ほどたち、小田は師の子たちといったん大阪へ帰った。入れ替わりで来たのが村上たちだった。

その日の夕方、歯茎の一部が見つかった。数日前、群馬県警へ提出していた歯形と一致した。

小田は翌日、師の子と再び藤岡へ戻った。既に葬儀が営まれ、一番遅れてきたような格好になった。

弟子たちの中で、小田は一番叱られた方だと自認する。「そういう意味でも、私は本当に駄目なやつだと思いますけど」

「（身元を確認する）どこかでは（師に）会っていた」。少し間を置いて、絞り出した。「本当にその時は、独りになっちゃったなと思ったな…」

後に村上は大阪大、小田は名古屋大で教授となり、それぞれ脳研究の一線に立ち続けた。

師の名は塚原仲晃といった。

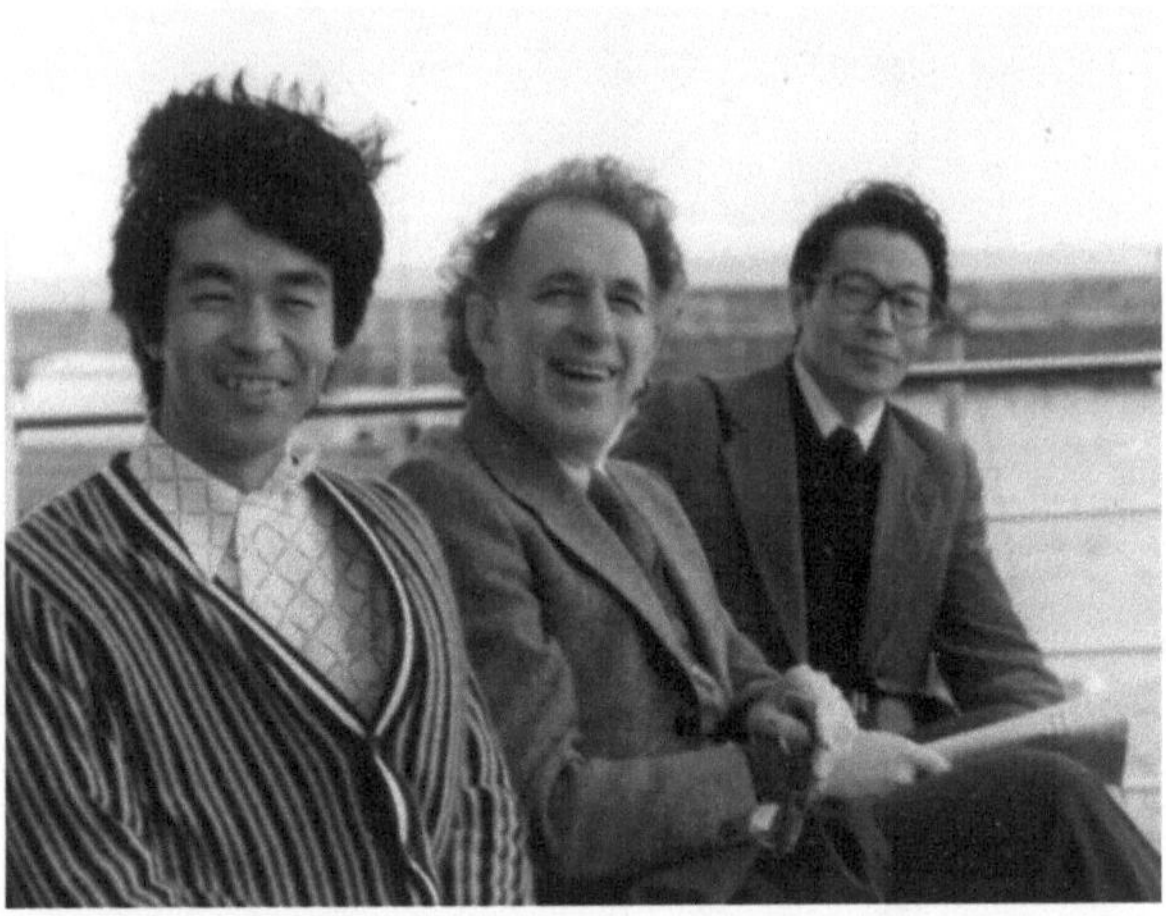

生前の塚原（右）。中央はライバルで後にノーベル賞を受賞したエリック・カンデル。村上（左）は若手研究者へ「将来を楽観視し、前へ進んで。興味を抱いたテーマにとことん取り組んでほしい」とエールを送る

人はなぜ柔軟なのか

塚原は１９３３年、京都市に生まれた。医師の父親が臨床医になるよう望んだのとは別に、塚原自身には好きな学問があった。数学だった。両親の意向を踏まえて東京大医学部に進むと同時に、数学の研究会に所属した。

　数学を専門にすることはかなわないが、医学の分野で基礎研究を。塚原が選んだのが神経生理学、いわゆる脳研究だった。

「やっていなかったわけじゃない。ただ、はやってなかった」と4年後輩の解剖学者、養老孟司が振り返るように、彼らが学生だった70年近く前の日本で、脳研究は隆盛とはいえなかった。

　医学で基礎研究をするとして、分子の働

きなどを解明する生化学でも、解剖学でもなく、なぜ神経生理学に決めたのか。塚原の逝去から37年。陰日なたなく支えた妻、真佐子も２０２０年に他界した現在となっては、知るすべは乏しい。

ここで脳とは何か、塚原の弟子、村上の説明などを基に、ごく基本を押さえておこう。

人間の脳には、特殊な進化をした細胞である神経細胞（ニューロン）が、１千億個ある。神経細胞同士はつながっていて、電気的な信号を使い、情報をやりとりしている。つながりの部分を、シナプスと言う。

シナプスは神経細胞１つ当たり、数千から１万個あると見積もられている。脳内にはつまり、文字通り天文学的な数字のつながりが存在する。こうして形作られたものを、神経回路と呼ぶ。大脳、その一部で人間に限って著しく発達した大脳皮質、海馬、脊髄…。小脳なども含め脳は全て、神経回路でできている。

神経回路でやりとりされた情報は、瞬く間に筋肉を動かす。これによって人間は生きて、行動している。

机、建物、新聞、選挙、運転、掃除、治療、犯罪、ネット、戦争に宇宙開発。身の回りの人工的な物事や思考は突き詰めれば全部、神経回路での情報のやりとりで生じている。養老が現代を「脳化社会」と呼ぶゆえんだ。

村上は説明を加える。

「人間は新しいことを覚えたり、練習したりすることで別の何かができるようになる。だから人間の脳には可塑性、つまり柔軟性があることは、外から見ても分かるわけですよね」

神経細胞に入力された一定の情報によって、決まった出力が生まれるだけではなく、どんどん変わる。若ければ若いほど、そうした柔軟性が著しいことは一般的な感覚として分かるだろう。

ただし、と村上。「どんな仕組みで起こるのかは分かっていなかった」

１９５８年に東京大医学部を卒業し、１９６３年に大学院を修了した塚原。やがて、脳になぜ柔軟性があるのか科学的に解明することを目指していった。結論的に、成熟した動物でもシナプスが変化することまで突き止め、これが脳に柔軟性がある細胞レベルでの秘密だと解き明かした。「スプラウティング（発芽）の塚原」と称されるようになるのは、事故の10年ほど前のことだった。

環境適応の秘密　直感

塚原が医学生だった70年近く前から逝去する37年前まで、脳研究の手法の軸は電気生理学だった。

「生きた脳の神経細胞に電極を入れ、電気的な信号がどう活動しているのか調べる」と、村上は解説する。具体的には、実験動物の脳の神経細胞に極めて細いガラス管を刺し、電圧を測る。作業は大きい神経細胞の方がやりやすい。

1963年の大学院修了と同時に東京大医学部の助手になった塚原は、研究の対象に、中脳の一部である「赤核」を選んだ。小脳から信号を受け取っていると考えられた神経細胞で、大きいことが特徴だった。

赤核の神経細胞同士がつながるシナプスを調べ、小脳に加えて、大脳の運動野からも信号が届いていることなどを突き止めた。1968年に論文を発表。「赤核の塚原」と呼ばれた。

これと前後して塚原は1965年、米国ニューヨーク大に留学した。ノーベル医学生理学賞（1963年）受賞者、ジョン・エックルス（故人）の研究室にも入り、ここでは小脳の研究に汗した。エックルスは自らの机の後ろに、世界各国から集まった研究者の中から業績が秀でた者の国旗を飾った。日章旗は常に置かれていたとの逸話が残る。

赤核の電気生理学的性質の一端を解明した塚原は、その過程で見つけた新たな謎に関心を寄せていった。「小脳からと大脳からの神経細胞が赤核でつくるシナプスは、それぞれ、赤核細胞上の位置と発生する信号が違う」（村上）ということだった。

仮説を立てた。小脳からと大脳からのシナプスは、赤核細胞上の別の場所につながるためではないか。

さらに思索を深めた。もしも小脳とのシナプスを壊せば、そこにできた「空き家」に、大脳とのシナプスが生まれるのではないか。このシナプスの可塑性（柔軟性）にこそ、脳が環境に応じて変化していける秘密があるのではないか。

一連の考えは後年、科学的に正当だと証明された。塚原や村上たちは、電気生理学的な手法のほか、電子顕微鏡を使った形態学的な実験を繰り返し、確かめていった。全てが完了するのに7～8年かかった。

例えば、扇風機はスイッチのオンで動く。「強」で風力は増す。常にある入力に対して、一定の反応を返す。しかし、人間は違う。

村上はこうした柔軟性こそ「人間をはじめとした高等動物の、脳の最も重要な仕組み」だと言い表す。

塚原説は一方で最初から幅広く受け入れられたわけではなかった。東京大医学部の先輩で、脳科学の世界的権威だった伊藤も「大丈夫ですか」と、当初は半信半疑だったという。

それでも塚原は自説の正当性に確信を抱いた。元来好きだった数理的な論理が自信を裏打ちしていた。

米国留学を経て塚原は1970年、大阪大基礎工学部生物工学科の教授になった。36歳だった。母校へ戻らなかった訳を「(東大) 紛争に嫌気がさしたから」と知人に語っている。

研究室の1期生になったのが村上だった。

「シナプス発芽」証明

村上が大阪大基礎工学部の門をたたいたのには理由があった。

1948年生まれ。子どもの頃、結核がはやった。治療に使われた抗生物質の副反応で、幼なじみが聴力を失った。「人工的な感覚器を作りたい」。基になる神経系について学ぼうと、のめり込んでいった。

留学後ほどない塚原が36歳で教授に就いた時、村上は4年生だった。「学部生は大学院生が相手をするのが普通。いないので教授が直接教えてくれた」。極めて厳しい教えから、論文の読み方や研究への臨み方を理解していった。

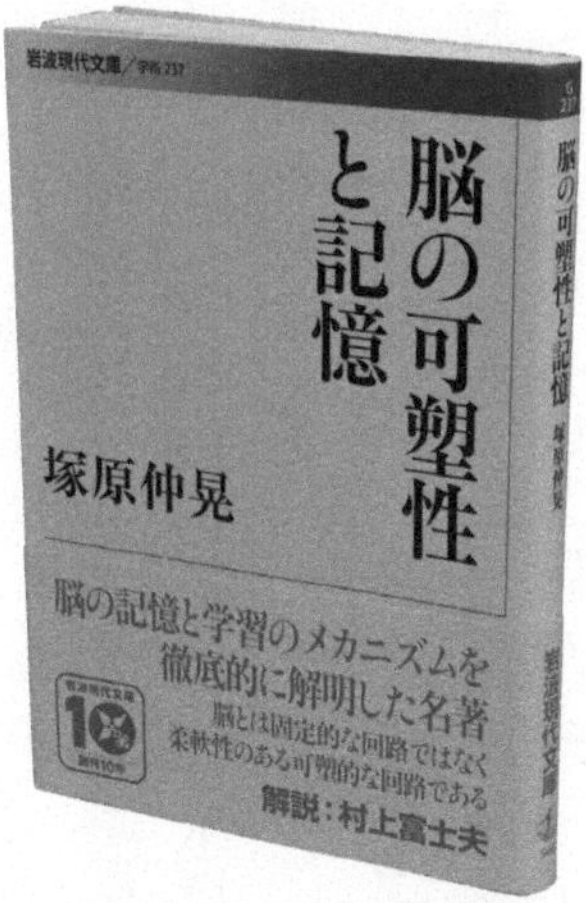

発芽を確認できたのはいまだ特定の条件下だけ。脳の発生分野も、例えば大脳皮質がどうつくられるかをはじめ「解明からはほど遠い状態」と村上は言う

塚原は赤核を巡り、小脳とのシナプスを壊せば、そこに大脳からの神経細胞が伸びてくっつき、新たなシナプスができるのではないかと考えた。「発芽」と呼ぶこ

の現象が、環境に応じて脳が変化できる秘密ではないかと主張した。

大学院へ進んだ村上は、この主張を証明する研究を進めた。来日中のハンス・フルトボルン（現コペンハーゲン大教授）の指導の下、小脳がある実験動物と壊した実験動物で神経細胞の信号に違いがあるか確かめた。

朝から手術を始め、記録を取り始められるのは夕方から。実験は夜か翌朝までかかった。動物が生きている間に作業を終える必要があったが神経細胞は脳内にあり、困難を極めた。「濁った川から魚を釣り上げるようだった」。村上たちは塚原によく叱られた。

結論的に小脳があるのと壊された場合では、信号が違うことを突き止めた。
壊された動物は外見上も分かる運動障害が出たが、２週間以上たつと回復傾向が見られた。信号は壊される前と同じような値になっていた。

大脳からの新たなシナプスが壊された小脳からのシナプスを補ったことを、塚原やフルトボルン、村上は状況的に証明した。

塚原は１９７４年、成果を論文「シナプス発芽」にまとめた。米国生理学会の最重要論文の一つに選ばれた。村上は後年、電子顕微鏡を活用し、シナプスが発芽していく現象を直接捉えることに成功した。

事故後、遺稿が見つかった。「脳の可塑性と記憶」と題し、紀伊国屋書店から出版されたのは死去2年後の１９８７年。「現在でも脳の仕組みについて分かりやすく解説してくれる」。村上は再刊行本（岩波書店、２０１０年）の解説で、塚原唯一の著作をこう評す。

研究室を引き継いだ村上は、発芽がより著しい若い動物に関心を強めた。脳に損傷を与えると、普通なら成長過程でなくなる神経回路が残ってしまい、結果として新たな神経回路ができたように見えることを解明した。そこから神経の発生分野へ。研究論文は、米科学誌サイエンスに掲載されるなどしてきた。

その後、発芽は脳の別部分でも起きることが明らかになった。村上は言う。

「記憶や学習は脳が新たな機能を得るということ。シナプスは神経細胞間の電気信号が伝わる部位。ここで発芽が起こる現象こそ、脳の機能が長期的に変わることにつながっている」

人工知能　原理先取り

小田は２０１６年3月、名古屋大大学院理学研究科の教授として最終講義に臨んだ。師、塚原について語った。

神経細胞の変化に関する難解な数式を資料なしで板書し、説明したこと。当時の医学者の関心が哺乳類一辺倒だったのに対し、カナリアの歌の学習やサケの母川回帰、アメフラシの行動まで、動物の種を超えて興味を持ち続けた点。

「数学やシステム学、分子生物学、行動学、生態学まで幅広く精通し、研究に取り組んだ。国際的に極めてまれな科学者だった」

小田は1970年に大阪大基礎工学部に入った。塚原の下へ移ったのは1973年、卒業研究の時。「シナプス発芽」で、次々と画期的な発表をする姿に引かれた。

その指導は「とにかく厳しかった」。

説教は数時間に及ぶこともあった。夜通しで実験に取り組んでいる最中にも叱られた。計測器「オシロスコープ」に現れる電気信号は「脳に焼きつけておけ」と、よく言われた。「叱られなくなったら終わりだと思って」。師のこの言葉だけにすがった。

小田が本格的な論文に挑む以前、塚原はシナプスが壊れると新たに発芽する仕組みに加え、神経細胞を従来と別の場所につなぎ替えても発芽することを解き明かしていた。

具体的には、関節を曲げる屈筋と伸ばす伸筋で、それぞれ神経細胞を入れ替えると、やがて元通り機能していった。

こうした脳の柔軟性が、人間の記憶や学習につながる理由は何か。小田はこんな例を示して解説した。

脳内に神経細胞A、Bがあるとする。最初は同じくらいの強さで信号（情報）とくっついている。やがてAに信号が入った時に神経回路がうまく働くと、Aではその信号とのシナプスがたくさん発芽し、「つながりが強化される」。繰り返すうち、ＡはＢより多くの信号をやりとりできるようになって、結果的にうまく働く「出力」ができるようになる。

この積み重ねが「学習」だという。そうして作られた神経回路は信号が入力されれば活性化する。

「記憶としての実態が生まれる」。子どもが箸の持ち方を、自転車の動かし方を、スマホの操作を覚えるように。

「学習することで記憶する回路ができる。記憶と学習は表裏一体です」

脳は何度も経験することでそれに適合した出力を出していく。回路を作り、変えていく。

こうした脳内での情報処理の仕組みを、模倣したものがある。

ＡＩだ。

「先生がご存命の時から芽は出ていた。本当に先見の明があった」。小田はこう評価する。「常識にとらわれない可能性への門戸がとても広かった」。幅広い分野への知見や、新たな実験手法などを自ら習得する姿勢が、これを支えた。

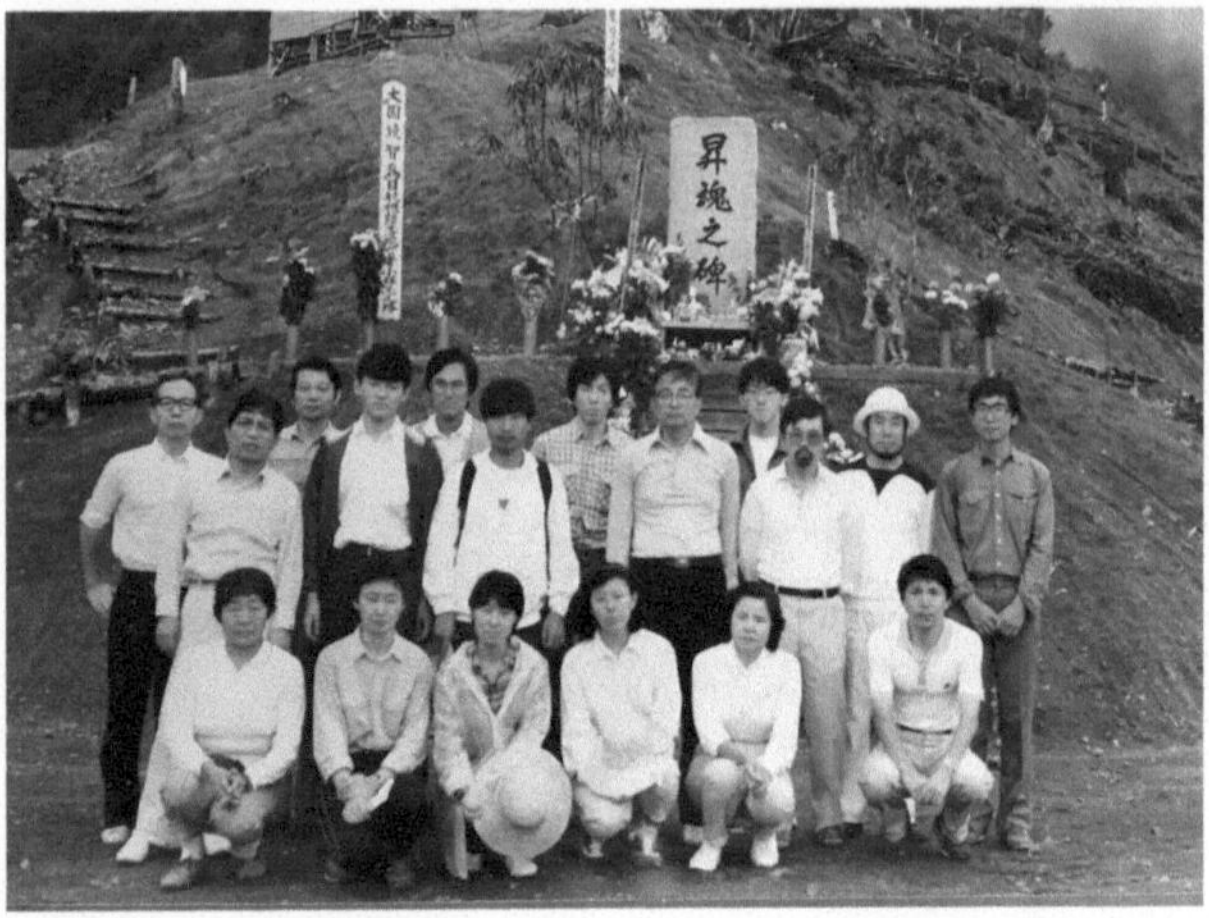

事故翌年の1986年に現場を訪れた一行

弟子の中には今、塚原の考え方を発展させ、心の病を脳研究の視点から数理的に解き明かそうと第一線で研究を続ける人もいる。

「心の働き科学的に解明」

1枚の写真がある。

日航機墜落事故翌年の1986年8月17日、死亡した520人を悼む「昇魂之碑」（群馬県上野村）前で撮られた。前列の右端は小田。左から2人目は塚原の妻、真佐子だ。

小田にとって最初で最後の、真佐子にとっても恐らく二度とない、現場への登山。「確かに御巣鷹で亡くなったけれど、そこに意味はない。研究者として、学者として送りたい。そんな考えをしっかり持った奥さまだった。慰霊祭などにも一切、行っていません」

真佐子は後年、塚原の論文を網羅した業績集をまとめた。「縦書きの文章は成果ではない」との塚原の持論を証明するように、全て英文。ページ数は８００を超す。「こんな奥さまがいたから先生も頑張れた」

塚原は事故当時、日本の脳研究の行く末を担っていた。国の特定研究「神経回路網の可塑性」を１９８７年から始める予定だった。発足前の1985年3月、こんな文章を残した。〈脳研究の究極の目的は心の働きを科学的に解明することである〉

総責任者として最終的な打ち合わせに、文部省（当時）を訪ねた。旅立ったのは、その帰途だった。

小田は事故後、塚原の兄弟弟子の誘いで、フランス・パスツール研究所に招かれた。それまでシナプスの可塑性は、興奮性の信号を伝える「興奮性シナプス」でしか見つかっていなかった。小田は「抑制性シナプス」で、シナプスの伝達効率が長期的に変わることを世界で初めて見いだした。

帰国後は、抑制性シナプスの長期的変化が、魚の学習メカニズムであることを発見。英科学誌ネイチャー掲載をはじめ、世界的な注目を集めた。

やがて小田の研究対象はゼブラフィッシュになり、分子生物学的などの内容に発展した。複数の成果は、生前の塚原と共著で創刊号に論文を載せた米科学誌ジャーナル・ニューロサイエンスの表紙を飾った。

名古屋大大学院の教授就任（２００５年）以降も、小田は魚を活用し、脳と行動の研究を続けた。直近15年ほどの関心は「魚の右利き、左利き」。アフリカ・タンガニーカ湖に、獲物の魚のうろこを食べる魚がいる。右から狙うものと、左から狙うものがいる。「利き」は生まれつきか、学習によって獲得されるのか。脳の左右にどんな違いがあるのかなどを調べている。

脳研究に今後、求められることは何か。

「神経回路を全て書き尽くすこと」と「固定観念にとらわれない脳の理解」だと、小田は捉えている。方法論が発達した現代だからこそできることだという。「視点を変えて判明することがあるからこそ、生物には新たに分かることがたくさんある」

小田は一方で、ＡＩにもつながる神経回路の研究（マクロ）と、神経細胞の分子の働きなどを突き止める研究（ミクロ）には大きな溝があり、これを埋めていくことが最大の課題だと説く。塚原が生前に懸念していた問題でもあり、溝の幅はより広がったと感じている。

失った機能補う柔軟性

山本亘彦（65）＝大阪大名誉教授、大阪府吹田市＝は大学院生だった１９８５年8月、群馬県上野村にいた。日航機墜落事故に遭った師の塚原を見つけたい一心だった。中学3年だった塚原の長男を連れていた。

当初いた群馬県藤岡市では状況が分からず、日本航空の対応は最悪だと思った。募る焦燥が、山本を現場近くまで駆り立てた。山ほどいた記者に見つかった。「追いかけ回されて、少し記事になってしまって」。長男に悪いことをしたと、37年たった今でも思う。

山本と群馬の縁は、これが初めてではなかった。

1980年に大阪大基礎工学部を卒業し、大学院で塚原の指導を仰いだ。「修業してきなさい」。師と同門で、群馬大医学部教授だった小幡邦彦（後の日本神経科学学会長）の研究室へ。1983年、半年間ほど研さんを積んだ。

事故後の1986年3月、山本は大阪大で工学博士の学位を取り、脳研究者として本格的に歩み始めた。論文のテーマは、小幡が取りかかり始めた神経細胞の突

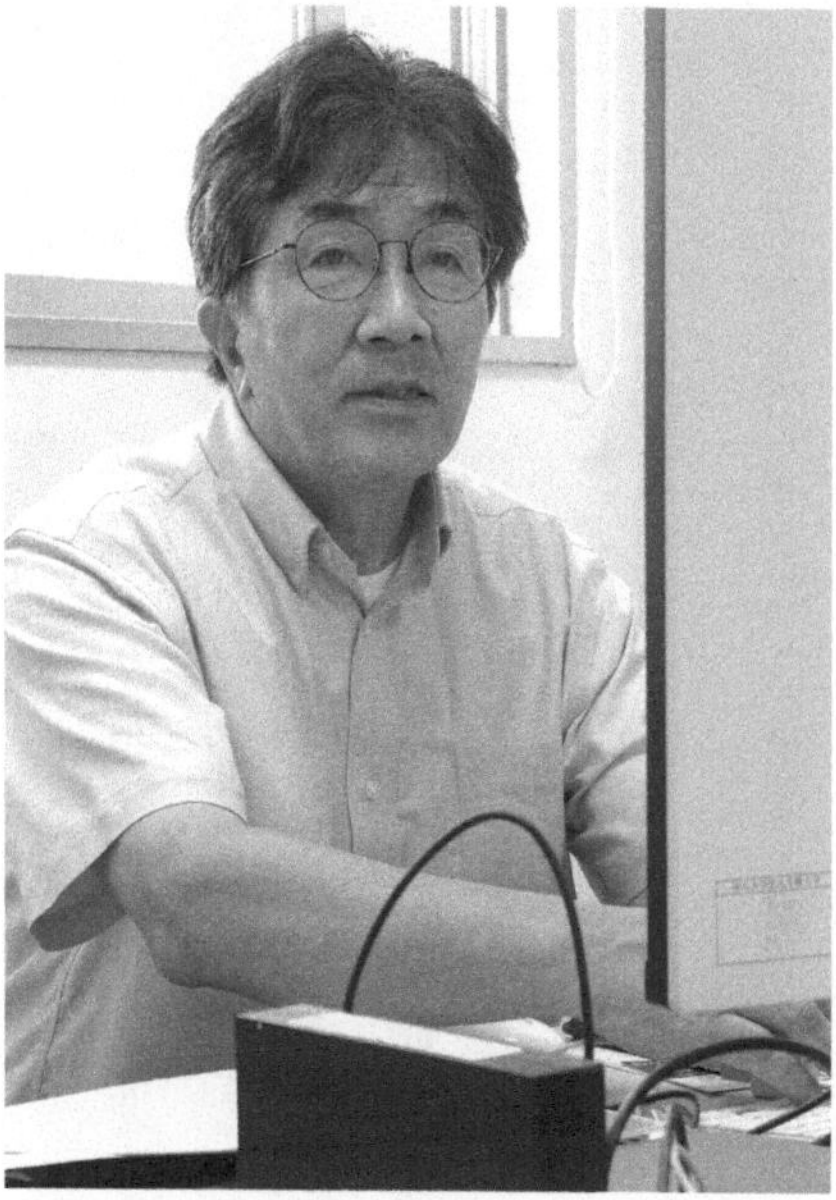

「人間の脳は柔軟性を含めて設計されている。だから環境に適応できる」と話す山本

起の成長に関するものだった。

塚原が向き合った「シナプス発芽」の研究を進める気はなかったのか。「一大学院生では相当難しい。学位論文はこの仕事をする免許みたいなものだから、まずは、その研究を進めましょうと」。事故が起きたのは、実験を終え、論文を書き始めた頃だった。

以降、発芽、つまるところの脳の柔軟性に関する研究は棚上げとなった。

山本はしかし今なお、塚原の説や先見性は全く色あせないと指摘する。

「ちょっとこれ、見てもらえます」。山本が一つの動画を取り出した。白人の女の子が、元気に走り回る様子が映されている。

「右脳が完全に切除されているんです」。3歳の時にてんかんの発作が起き、命の危険性が生じた。主治医が選んだ手法は、外科的手法による右脳の摘出だった。「たどたどしいけど、1週間で歩けるようになった。ダンスも踊れる」。視覚や聴覚、言語といった高次機能も、見た限りは問題なさそうだと解説する。

「大脳の神経細胞が発芽して、新たな回路ができて、切除された部分を補っている」。柔軟性は若い人ほど強い一方で、大人でも失われないという。

脳に柔軟性がある理由の一つを、山本はこう語る。

「何らかの事故があれば一部が失われることが考えられるでしょう。機械やハードウエアみたいにがちだったら、それを変えられれば、機能を保てる」

それでも、脳の柔軟性の研究は、塚原の死後、棚上げの状態が続いた。脳内のごく微細な変化を捉えなければならない実験上の難しさだけが理由ではない。弟子たちが独り立ちし、それぞれの研究に力を注いでいったことも背景にあった。

2022年1月、そんな状況に変化が起きた。きっかけは7年前、1人の留学生が山本の研究室を訪れ、発したひと言だった。

「塚原先生のあの仕事は、その後、どうなったんですか」

ゴールへ　教えつなぐ

大阪大は2022年1月、一つのプレスリリースを発表した。主題は「脳損傷後の神経回路再編はどのように?」。研究の背景を、こう紹介する。

〈脳で神経発芽が生じ機能回復に貢献することは、1970年代に世界に先駆けて塚原らが報告した。その後、幼い時期ほど著しいことが分かったが、細胞・分子機構は明らかではなかった〉

研究は、塚原の弟子で、2002年から2022年3月まで大学院生命機能研究科教授を務めた山本や、大学院生だった韓国人留学生、チャン・イジョン（30）＝現・韓国延世大研究員

＝らが担った。

山本は講義で必ず塚原の業績や死を伝えてきた。

感嘆し、質問する学生も多かった。ただ、そこで止まっていた。チャンは違った。「塚原先生の仕事を先に進められませんか」。山本は思った。「考えてみれば、今やっていることとそんなに遠くない。やってみよか」。7年前、チャンが4年生の時だった。

チャンたちは結論的に、脳が壊れた部分を補う柔軟性について、仕組みの一端を解き明かした。山本は概要をこう説明する。

「壊れた部分を補うために発芽した神経細胞は、何かに向かって伸びる。裏返せば、発芽した神経細胞を呼び寄せる何かが、脳内にはある」。何かは、大阪弁で例えれば「ええもん」。正体の一部は、二つのタンパク質だと突き止めた。

塚原は山本が学生だった40年前、油揚げを空中から見つけるトンビを例に、既に「ええもん」の存在を予言していた。当時はしかし発見する手段がなかった。「今は分子生物学、遺伝子工学のレベルが桁違い」

研究は米科学誌ジャーナル・ニューロサイエンス電子版に掲載された。塚原らが創刊号に論文を載せ、査読も担った伝統的な科学誌。定年直前の山本は感懐を抱いた。

脳の柔軟性を解き明かした先に、山本は二つのゴールを見すえる。脳の修復につなげることが一つ。もう一つはやはり、記憶や学習の仕組みの解明だという。

山本は思索する。

「賢い」子がいる。証明しようがないが、遺伝が影響しているかもしれない。一方、変わるという脳の特性を踏まえれば、生後の環境に左右されているのかもしれない。柔軟性は若い頃に著しく、大人にもある。発芽の物質的な解明が進めば、どんな刺激（環境）を与えれば「賢く」なるか、精神論とは違った手法が分かるかもしれない。

「平たくいえば『氏か育ちか』ですね」

塚原の教えは三つあったという。英語で良い論文を残すこと、科学誌から頼まれた「総説」を書くこと。

もう一つが「弟子を育てる」だった。山本は笑う。「僕は先生の不肖の弟子だけど、1代で食いつぶしたら嫌じゃないですか。最近になって、僕の研究室から教授が1人出ました。小さくなっちゃったかもしれないけど、食いつぶすまでには至ってないかなって」

御巣鷹に逝った師の意思は、時代や国を超え、弟子や孫弟子に継がれている。

番外　人生変えた1冊

「驚きの独創　定説覆す」

脳科学者、塚原仲晃が日航機墜落事故で死去し、2年後に出版された唯一の著書「脳の可塑性と記憶」。富山大卓越教授の井ノ口馨（67）はこの1冊と出合い、人生を変えた。記憶や連想を軸とした脳研究のフロントランナーに、塚原や最先端の取り組みを聞いた。

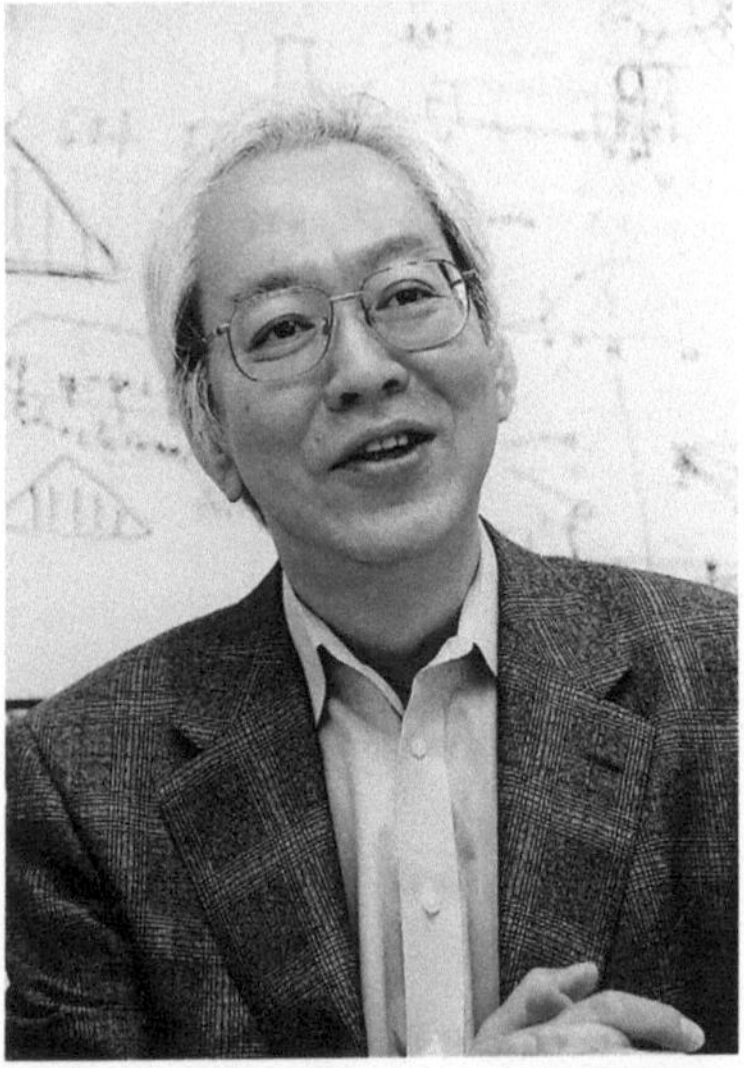

いのくち・かおる　1984年、名古屋大大学院農学研究科博士課程修了。三菱化学生命科学研究所などを経て、2009年から富山大大学院教授。時実利彦記念賞（2010年）など受賞歴多数。2019年、紫綬褒章。

——事故の印象は。

発生する1週間か10日くらい前、たまたま北海道で学会があった。現地から私が乗ったジャンボ機の機体番号が、事故機と確か同じで、衝撃を受けた覚えがある。いつ、わが身に降りかかるか分からない。印象はものすごく強い。

―当時、自身は大腸菌や酵母を研究していた。塚原の名を知っていたか。

存じ上げなかった。知ったのは4年後、1989年の梅雨の時季だった。

東京・日本橋の書店で娘の絵本を探した。ぶらぶらしていたら、平積みの本があった。何げなく見たのが「脳の可塑性と記憶」。一目で、おっと思った。

高校生の頃、「人間とは何だろう」と不思議に思っていた。頭の隅に、人間や脳の研究をやりたいという思いがずっとあったが、当時の専門は分子生物学。物質をベースとした遺伝子やタンパク質が対象だ。自分の専門を武器に脳がどう働き、人間がなぜ思考するのかを、どのように研究していけば良いか、分からなかった。

―塚原が残した唯一の著作が考えを変えた。

塚原の研究は（神経細胞をつなぐ）シナプスの発芽だが、彼はその先の、発芽が起こるストーリーまで考えていた。遺伝子が働き、作ったタンパク質で発芽するという予想だった。

シナプスの可塑性、つまり柔軟性は記憶の基本。脳の記憶を遺伝子から攻められる。そこで自分の専門とつながった。

―1991年、塚原のライバルで2000年にノーベル賞を受賞したエリック・カンデル（米コロンビア大）の下へ留学した。

カンデルは１９８６年、英科学誌ネイチャーに総説を書いた。記憶の中でも、長期間保存される長期記憶には、タンパク質や遺伝子が必要だという内容だった。

短期記憶が数十分、数時間なのに対し、長期記憶は１日とか長くて何年。長いこと記憶されるには、遺伝子が必要だろうと、カンデルは理論的に説いた。背景には恐らく塚原の仕事があった。

もう少し分かりやすく例えよう。川に橋が架かっているけれど、人がたくさん来て通れない。そこで輸送能力を上げて、１分間に１００人しか通れなかったのを１５０人にするのが短期記憶。でもこの方法では長続きしないので、橋をもう１本増やして、長期間にわたる輸送に耐えられるようにしようというのが長期記憶。

発芽とはそういうこと。今までのものだけだと足りないから、増やす。それが塚原の発見だ。

―カンデルと塚原について話したことがあるか。

とても先見の明があったと言っていた。発芽は大人でも起こるという、それまでの定説を覆したことを評価していた。

塚原の研究まで、神経細胞だけは大人になっても発芽しないのが定説だった。神経細胞は、発芽して勝手に他の神経細胞とシナプスを作られたら困る。せっかく覚えた記憶が勝手に改変されて、混乱してしまうと。だから、神経細胞が増えないとしたら、遺伝子が働くこともない

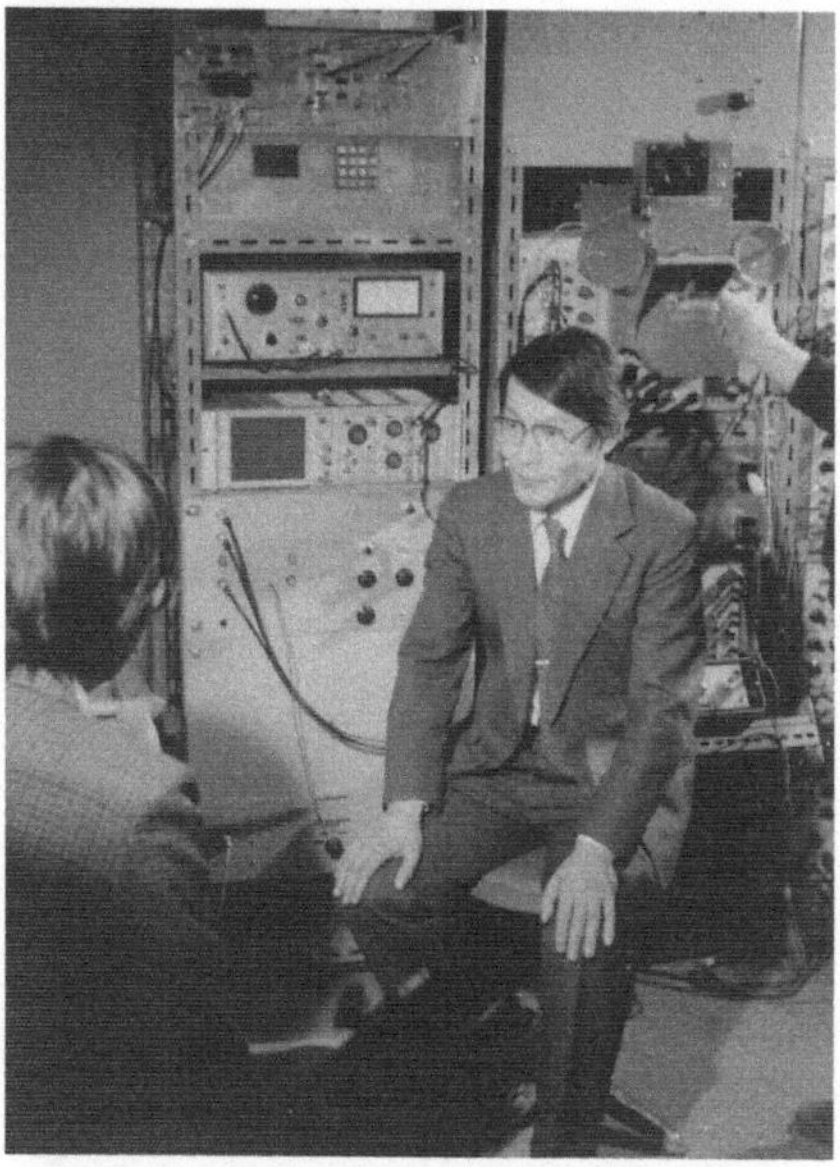

実験室で記者の取材に応じる生前の塚原。死後出版された著作が、井ノ口の転機になった

だろうと考えられていた。

塚原がすごいのは、橋の増設を発見し、しかも部品を供給する遺伝子の働きまで考えていたことだ。

――塚原がノーベル賞を受賞した可能性は。

存命だったら、あったかもしれない。研究を続けていたら、発芽が特殊な神経細胞だけにあるものではなく、一般的な脳の部位で起こるところまでたどり着いただろう。実際、37年後の今は一般化されている。

カンデルは、どんな遺伝子が長期記憶につながるかを発見し、その業績もノーベル賞の受賞理由の一つだ。塚原が生きていたら、同じような流れの研究をやって、カンデルと同時に受賞した可能性もあったかと思う。

――学生たちに塚原のことを伝えている。

事故で亡くなったこと、日本の神経科学界に大きな損失だったこと、そして自分が非常に影響を受けたこと。そんな話をする。

マウスに「偽記憶」

―遺伝子と記憶の関係性を教えてほしい。

記憶の仕組みを橋に例えた。新たに1本増やすとすると、当然、鉄筋とかコンクリートとか部品がいる。これを設計図である遺伝子は作り出している。

私が軟体動物のアメフラシを使って発見した。記憶する前の神経細胞と、後の神経細胞から（遺伝情報を伝えたりタンパク質を合成したりする）ＲＮＡを取って、どの遺伝子が増えたのかを探り出した。

記憶に関わる遺伝子は何百種類もある。今まさに会話して記憶しているが、脳内ではさまざまな遺伝子が働いている。脳は複雑だ。

―人間をはじめ高等生物は、なぜ、遺伝子だけではなく脳で記憶し、情報を伝えるようになったのか。

生存に適していたから。捕食者に狙われるなど危険な目に遭った時、1回経験して記憶として蓄えられれば、その後生きるのに有利になる。次は逃れようと違う行動ができる。そうした機能を獲得した生物種が、自然淘汰《とうた》され、生き延びてきたということだ。

―２０１５年出版の自著「記憶をあやつる」（ＫＡＤＯＫＡＷＡ）で、記憶が脳内にある海馬から大脳皮質に転送されていることを説明している。

海外で昔、てんかんの治療と称して海馬を切除された患者が、長期記憶できなくなった。しかし10年前の記憶は覚えていた。海馬は一時的な貯蔵庫だろうと、この事例は示した。コンピューターに例えれば、一時的にデータを置いておく「ＲＡＭ」（海馬）と、長く保存しておく「ＲＯＭ」（大脳皮質）の関係性だ。なぜ起こるか。理由は簡単。海馬はとても小さく、人間なら親指の先っぽくらいの大きさのものが、脳内に二つあるだけ。対して脳を覆う大脳皮質は、厚さが3センチくらいある。

別々に分けておくための理由はもう一つある。永久的に記憶する場所があり、そこにどんどん新たな記憶が入るとする。そこで起きるのは、古い記憶とのコンフリクト（競合）だ。お互いに干渉し合い、昔の記憶がおかしな内容にゆがむ。逆に新しい記憶も影響を受けて、変になる。いずれも正確性が損なわれる。

記憶は、安定的に保存されなければならない一方、新しいものも覚えていかなければならない。相反することをやらなければならない。海馬と大脳皮質が、役割分担している。

―記憶は操れるか。

脳に蓄えられた記憶のことを研究者は記憶痕跡（記憶エングラム）と呼ぶ。実体は、記憶す

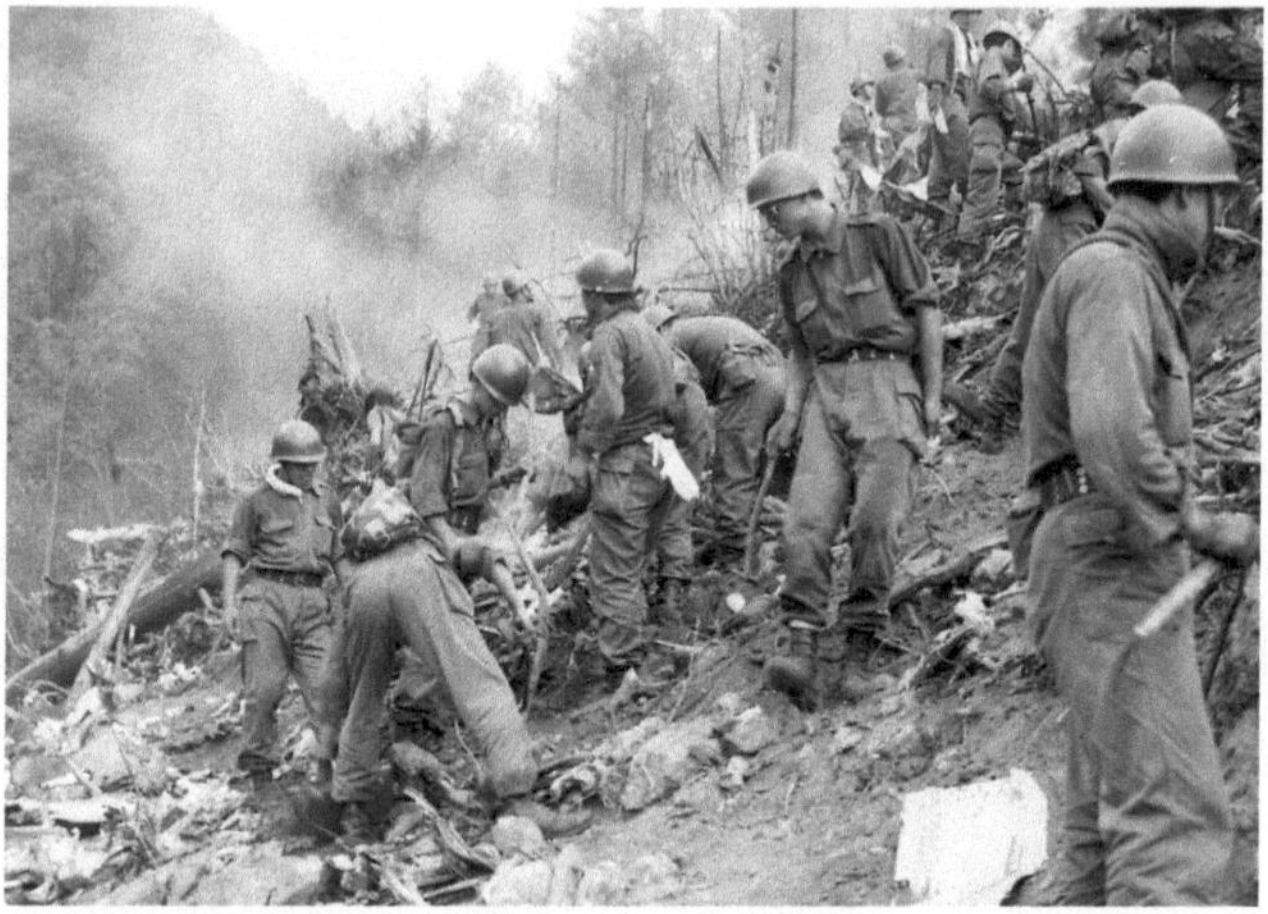

事故直後の御巣鷹の尾根。井ノ口が後に影響を受けた塚原を含む520人が死亡した

る時に活動した神経回路。同じ神経回路が再び活動すると、その記憶を思い出す仕組みだ。

マウス実験で、脳内にあるもともと関係ない二つの記憶痕跡を、同時に、強制的に活動させた。すると二つが干渉し、一体化した。そうして「偽記憶」が作れた。ゼロから生み出すのではなく、既にある記憶をくっつけて別の記憶を生む。これが「記憶をあやつる」出版時点の成果だった。

睡眠中も情報処理

—記憶を統合する研究をさらに発展させた。

くっつけることが可能なら分けることもできる。

強烈なトラウマ（心的外傷）障害を考えてみよう。トラウマの基となる体験は日常で起きる。例えば、洗濯や料理の時に災害が発生した。脳は、トラウマ（災害）だけ独立して記憶するわけではなく、その時の日常とともに覚える。するとしばらく後、同じような日常が引き金となってフラッシュバックが起こる。

裏を返せば、二つの記憶を分ければ、フラッシュバックは起こりにくくなる。

―成果は２０１７年、米科学誌サイエンスに論文掲載された。具体的には。

記憶がくっつくという状態は、別々の物事を記憶した二つの神経回路が、重なるということ。重なる部分の活動を抑えることで、二つは無関係になり、しかもそれぞれの記憶は残っていた。

―２０１８年から新たな取り組みを始めている。

深層心理、潜在意識を研究している。つまり、睡眠中やリラックスしている時に脳が何をしているか。

記憶の定着には睡眠がとても重要だ。マウスが寝ている時を調べて、とても面白いことが分かった。記憶痕跡の集団が10個できたとして、そのうち4個が、睡眠中に脳内で勝手にリプレイ（繰り返す）されていた。翌日、マウスは4個を中心に思い出していた。残りの6個は、どうでも良いとして捨てているのだと思う。記憶は睡眠中に選別されている。

「アイドリング脳」と僕たちは呼ぶ。課題に集中していない時の脳の状態を指す。しかしこの時も、脳は情報を処理している。

少なからずの人が、睡眠後にアイデアが浮かんだ経験があるだろう。元素の周期律表の完成をはじめ、睡眠中に科学的な大発見があった例は多い。寝ている時に脳は、記憶の定着だけでなく、さらに大切な創造的なことをやっている。

大学内にアイドリング脳科学研究センターを立ち上げ、研究を進めている。一定の成果は米科学アカデミー紀要電子版に論文掲載された。

―脳とＡＩの研究に必要なことは。

双方向性だろう。コンピューターのネットワーク上で、脳をまねさせた情報処理をさせれば、いろいろな思考実験ができる。同時に逆のフィードバックも必要で、ＡＩで作った脳の作動原理のモデルを、生物に当てはめて、実験的に検証する必要がある。

忘れてならないのは、ＡＩは単なる人工的なネットワーク。一方で脳は、40億年の進化の過程で、さまざまな部品（分子）を取捨選択し、試練に耐えた一番良い部品だけでつくられている。ＡＩと全く違う作動原理で動いている可能性はある。最大の違いは、ＡＩは膨大なデータがないと動かないこと。脳は経験から想像し、一瞬で判断する。そしてその直感は案外、正しい。直感も、アイドリング脳が重要だと思う。

もう一つ。ＡＩはモチベーションがない。自分から自発的にやらない。人間には自由意思がある。

―若手研究者にメッセージを。

他人がやっていないことをやってほしい。今、脳研究はトレンドで若手もたくさん入ってくる。

どんどん新しい技術も出てきて、使えば何らかの結果が生まれる。トレンドだから、トップジャーナルにも載る。ただ、それは人まね。自分が新しい分野を築く、大きなことをやってほしい。新しい概念を生む研究を。塚原もまさにそうだった。

―日本の研究環境は。

若手が安定した研究ポジションに就けないのが一番の問題。基礎研究には無駄が多い。でも、その中にたまに、ものすごい研究がある。国の研究費は、役に立つとされる応用研究にかなり費やされているが、役に立たないような研究が、本当は役に立つ。アインシュタインも、大隅良典（２０１６年ノーベル賞受賞）も、自分の研究を社会に役立てようとは思っていなかった。面白いからやっていた。

―頭を良くしたり、ひらめきを生むには。

睡眠が重要だ。僕は毎日寝る前、1分間くらい、解決したいことやアイデアを思い返す。脳にインプットする。脳は寝ている時、解決策を探してくれる。場合によっては翌朝、ものによっては数日後、数カ月後かもしれないけれど。

あと重要なのは、寝ている時に出た解決策が、意識に上らず、つまり気づいていない可能性もある。気づくにはリラックスが大切。リラックスする時間をなるべくとる。

それは人によって違う。僕なら温泉の露天風呂に入っている時だけど、例えばリゾート地で風景を眺めながらボーッとする。満員電車で、雑踏の中のカフェでボーッとする。体験的に自分がどういう時にひらめきやすいか、多分、皆さんある。そういうリラックスの仕方を増やせば良い。

研究者同士での集いもそうで、例えば欧米ではミーティングを避暑地やスキーリゾートなどでやる。彼らは議論して、リラックスする中でひらめくことを、理解している。日本も昔はそうだったが、今はずいぶん減った。そうした機会を、国内でも増やすべきだと思う。

第二章　エンカレッジ

塚原仲晃記念賞や運営財団が国内外の脳研究にもたらした功績や影響の今を掘り下げる。

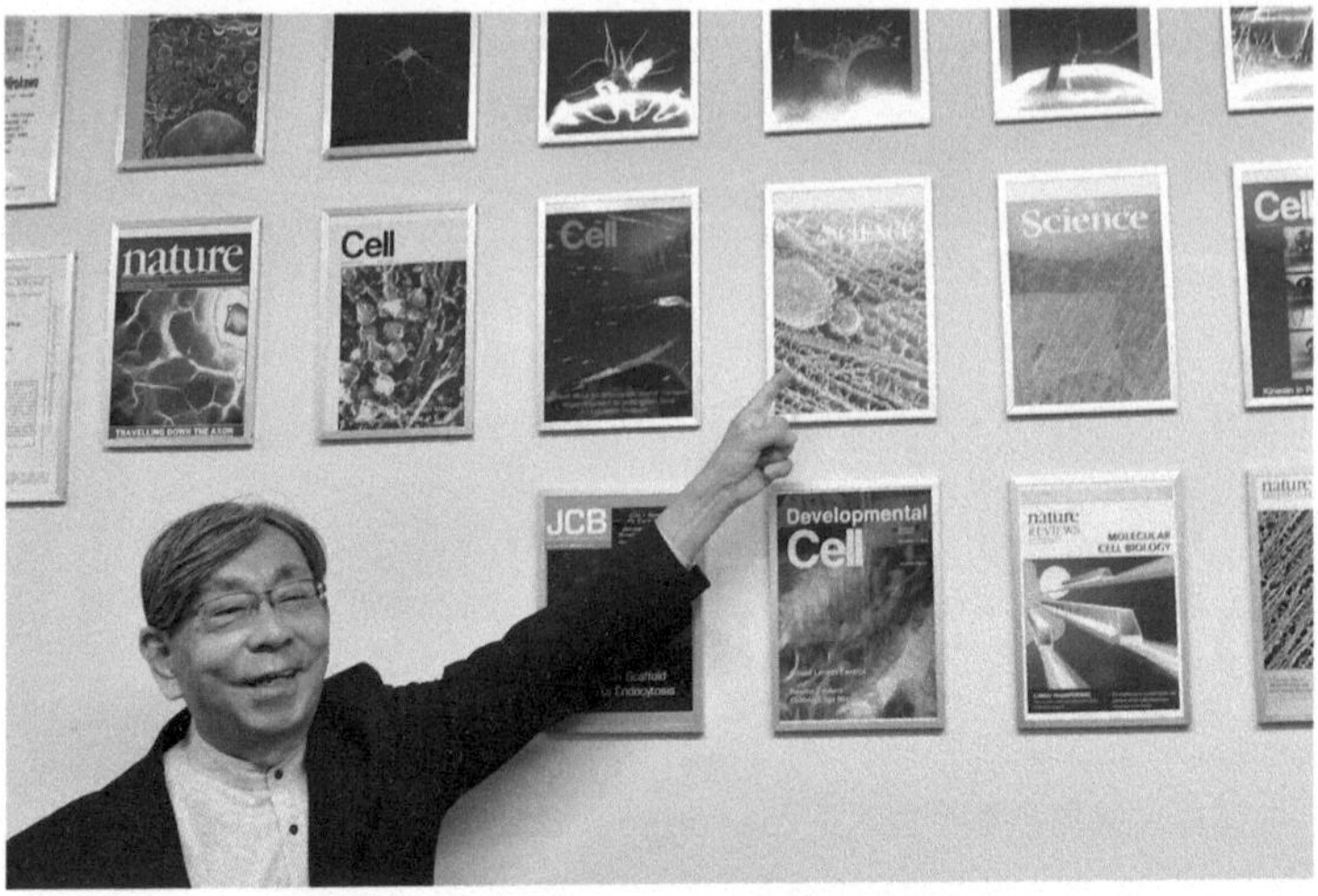

自らが撮影し、トップジャーナルの表紙を飾ってきた分子構造の数々を示す廣川

研究　多分野から支え

廣川信隆（76）＝東京大大学院医学系研究科特任教授＝は１９８６年、創設されたばかりの賞を得た。

３年前に37歳で同大医学部教授に就き、研究室を持って間もない頃だった。資金的な援助に感謝の念を抱いただけではない。１９７９年に渡米、１９８３年までにワシントン大准教授も務めた廣川にとって、日本国内での受賞は、戻った母国に受け入れられたのと同義だった。

「非常にエンカレッジ、つまり元気づけられた。もちろん名誉に思った」

塚原仲晃記念賞。廣川らが受賞した第１回から第36回（２０２１年度）まで、脳を中心に生命科学の解明に挑む若手研究者（当初は45歳、今は50歳まで）を顕彰し続けている。

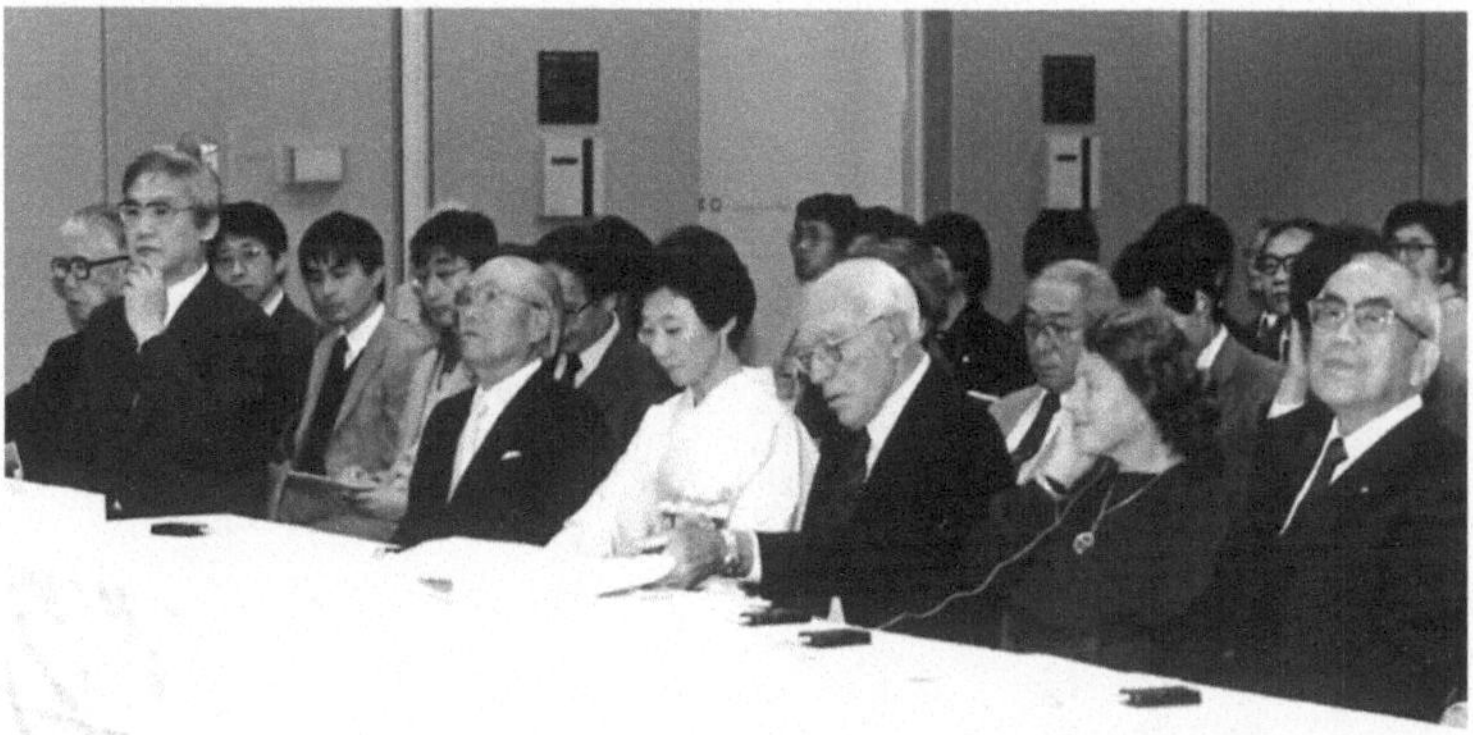

財団設立時、記念講演した塚原の師でノーベル賞受賞者のジョン・エックルス（最前列右から3人目）。塚原の妻（同4人目）、本田（同5人目）、伊藤（同6人目）らが並んだ=1986年

「当時、若手をサポートする賞は他になかった。しかも賞金の使い道を規定していない。切り口がとてもユニークだった」

創設のきっかけは、冠した名の通り、日航機墜落事故（1985年）で亡くなった脳科学者、塚原仲晃の業績をたたえることだった。

運営するブレインサイエンス振興財団（東京）は1986年11月にできた。設立の様子を捉えたモノクロ写真がある。中央の着物姿は塚原の妻、真佐子。日本航空からの補償金を中心に、多額の寄付をした。塚原の師であり同僚で、1997年からは2代目理事長を務めた伊藤正男も写る。

もう1人、創設を実現させた男性の姿がある。ホンダ創業者、本田宗一郎（1906〜91年）。一代で世界的な自動車メーカーを築き上げた、立志伝中の人物だ。

一見しただけでは脳研究と縁遠そうな彼がなぜ、尽力したのか。伊藤に連れられ、生前の本田に会ったことがある廣川は言う。

「われわれとは、人間とは何か。知るために、最後に行き着くのはやはり脳。探求する学問を日本で育てなければならない。そう、伊藤が本田に働きかけた」

脳は実は、本田の実務にも大きく関係していた。万一、事故が起きて人の生命が危ぶまれるのは、脳が損傷された時。「大変に先見の明がある人。脳科学の重要性をすぐ理解した」

ホンダは以来、毎年５００万円を寄付している。保険、エネルギー、金融、建設、証券、メーカー。他にも幅広い分野の企業や個人から善意が寄せられる。

東京大、理化学研究所から米ハーバード大まで。受賞者たちは国内外の一線で研究を続け、それぞれの知見を発展させている。筋の収縮、細胞生物学、発生生物学。脳以外の研究者も時に表彰し、支えている。

「特に脳神経科学の分野では登竜門になった。創設者たちの意図は、見事に反映されている」

財団には塚原賞と別の役割もある。研究費を助成すること、海外研究者を招く費用を補うこと。さらに根底にあるのが、脳科学を社会全般に広く伝え、理解してもらうことだという。

「Decade of the brain」。ブッシュ米元大統領（父）が１９９０年から10年間続けたプロジェクトだ。脳研究を、果てはコンピューター開発までつなげる試みだった。

これを参考に日本でも伊藤が先導して始めた運動がある。「脳の世紀」。１９９２年に始まり、今年でちょうど30年。切り口は四つある。構造や考えるメカニズムを探る「脳を知る」、コンピューターへの応用を目指す「脳を創る」、脳疾患を治療する「脳を守る」。最後の一つが、脳がどうできあがり、変化するかを突き詰める「脳を育てる」だ。

２０１２年から財団の３代目理事長を務める廣川は言う。

「心は脳に宿る。脳は進化の最終産物です。しかし階層レベルをとっても、まだまだ分からないことだらけ。生命科学の最後のフロンティアですね」

「分子モーター」発見

「まだ若手の教授が、これからという時に亡くなった。日本の自然科学、とりわけ基礎医学に非常に大きな損失だった」

塚原の死を、廣川は改めて悼む。

一方で廣川は生前の塚原に会ったことはなく、塚原賞の第１回受賞者となるまで、日航機墜落事故の犠牲となった点も含めて存在を知らなかった。自らの活動拠点が１９７９年から5年間、米国だったことだけが理由ではない。

「私の研究分野は電子顕微鏡を使い、細胞内の微細構造を解析してゆく細胞生物学。もちろ

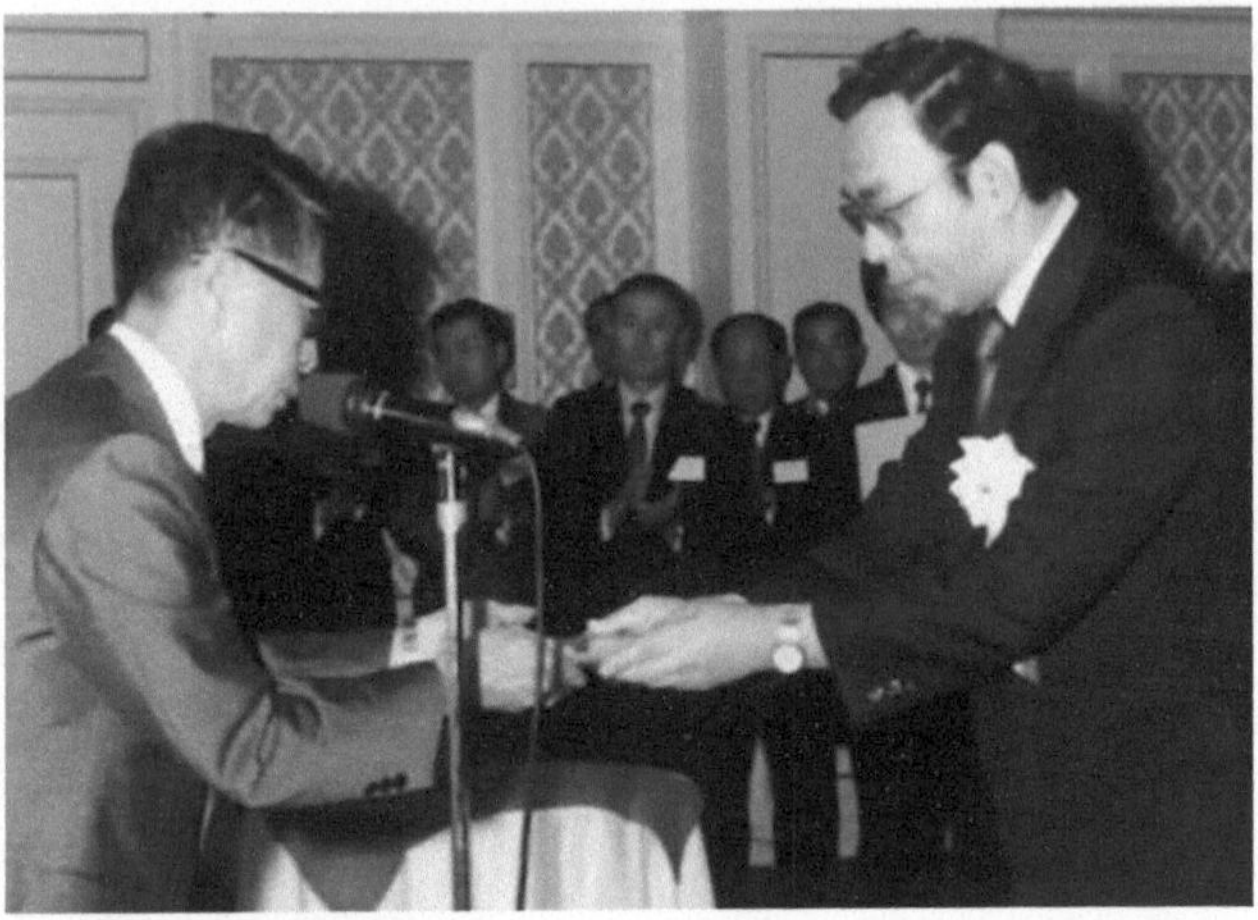

第1回塚原仲晃記念賞を受賞した廣川（右）=1986年

ん（脳の）神経細胞は対象の主体だけれど」。対して、塚原の研究分野は電気生理学。それぞれは当時、方法論の違いから隔たりが大きかった。

事故から37年、廣川は塚原をこう評価する。

「脳はつまり、非常に柔軟なコンピューターであると。これは脳の基本的な機能で、脳研究のベースを築かれた。研究はその後発展し、可塑性のメカニズムは分かってきている」

塚原の研究内容は、脳をネットワーク（神経回路）として捉えたもの。対象はいわばマクロだった。翻って廣川は、どんな手法で脳を理解してきたのか。

「神経細胞の一つ一つがどんなふうに出来上がっているか、（細胞を構成している）分子レベルの構造を明らかにしてきた」

例えば、一つの神経細胞が「枝」を伸ばしたり、引っ込めたりする。形を変えるだけでなく、神経細胞同士がつながる天文学的な数のシナプスを介して、電気的な信号をやりとりして情報を伝達していく。これを何度も繰り返すうち、情報は伝わりやすくなる。

「そこでは、ものすごい数の分子が相互作用し、働きを作り上げている」

「分子モーター」。廣川が1970年代に開発した「急速凍結顕微鏡法」を用い、神経細胞内で発見した。廣川の名を世界に知らしめた業績だ。その働きについて、概要をこう説明する。

神経細胞を含め細胞の中では、タンパク質が作られる。タンパク質はその後、細胞内で使われる目的地へ移動しなければならない。

かつて、細胞内のタンパク質は拡散により目的地へ動くと考えられた。水に入れた砂糖が溶けて全体に広がるように。「ところがそうじゃない」と廣川。「それが分かったのは、神経細胞の研究からだった」

特殊な進化をした神経細胞は「非常に長い突起」を持っている。「軸索」と呼ばれ、ここから別の神経細胞の「樹状突起」へ情報を伝えている。この部分のことをシナプスという。

軸索は1メートル以上もある場合がある。「脊髄から指先まで伸びる神経細胞とかがそう。この長い軸索の中で、タンパク質はほとんどできない。つまり、脊髄の近くでできたタンパク質が指先まで動く。これほど長い距離は、拡散で移動できるわけがない」

神経内でタンパク質を動かしている物質があるはずだ。こうした予想は従前からあったが、見つからなかった。

廣川が突き止めた。

記憶、学習操る運び屋

直径5メートルの土管の上を、10トントラックを担いで、秒速１００メートル以上の速度で走り回っている――。

廣川は世界で初めて発見した「分子モーター」の働きを、人間の大きさに例えて言い表す。

分子モーターは、細胞内でできたタンパク質を、働く場所へと動かす物質。廣川らは当初、電子顕微鏡で見つけた。だが、構造だけ捉えても、機能が分からない。「物質の組成は何かと問い詰めていった」

果たして、分子モーターもタンパク質の一種だと解き明かした。しかも45種類も存在することも。

「この分子モーターが軸索の中で、また、樹状突起の中で走り回り、物（タンパク質）を届ける。だから神経細胞は働きも構造も保たれ、われわれは考えることができる」

廣川の次の関心は、大脳で記憶や学習に関する人間の高次機能に関係している分子モーターを見つけることへ移った。発見した物質を「ＫＩＦ（キフ）17」と呼ぶ。

米科学誌サイエンスの表紙に、赤と緑の写真が載った。緑の部分は樹状突起。ＫＩＦ17が局在している様子を切り取った、廣川による科学史に残る一枚だ。

「ＫＩＦ17が何を運んでいるかというと、グルタミン酸の受容体。グルタミン酸は大脳の高次機能に重要だと予想されていた。だから、記憶や学習とどう関係しているのか調べた」

具体的な手法はこうだ。ＫＩＦ17が過剰にできるマウスと、全くないマウスを作り、休憩場所があるプールに放った。

過剰なマウスは短期間で場所を覚え、ゴールに早く着いた。脳内を調べると、ＫＩＦ17とそれが運ぶグルタミン酸受容体が増えていた。

「遺伝子が組み換えられているから、ＫＩＦ17は当然増えるわけだけど、なぜ受容体も増えたのか。ＫＩＦ17が多くなることで輸送が盛んになって、シナプスで伝達効率が上がり、受容体がどんどん組み込まれるようになるからだった」

全くないマウスでは真逆の結果になった。つまり、と廣川は強調する。「分子モーターが、記憶や学習を操っているということ」

この話を廣川は、筑波大付属駒場高（東京）で語った。講演後、生徒たちに囲まれて懇願された。「僕たちのＫＩＦ17の量を増やしてください」

廣川は笑って説明する。「やり方はある。活性を上げる薬剤とか、遺伝子を操るとか。しかし薬剤は見つかっていないし、遺伝子操作は倫理的にできない」

だから、と続ける。「勉強しなさいってことです。頭を使えば確実にＫＩＦ17が増えて、受容体の輸送が活性化される。遺伝子レベルで変化が起こる」。超一流の運動選手が、幾多の練習を重ねて神業のようなことができるようになる原理も、同じだと指摘する。

功績により廣川は２０１３年、文化功労者に選ばれた。先鞭《せんべん》をつけた分子モーターの研究は今も進み、最近では統合失調症に関する発見や、その薬剤の開発も急がれているという。

基礎研究　続ける意義

伊藤南（62）＝東京医科歯科大大学院教授＝は、脳科学の世界的権威で父の正男と、塚原の関係性をこう言い表す。

「正攻法で仕事をする父と、すごく頭が良くて電撃戦の塚原。切り口が違い、非常に相性が良かった」

正男より5歳年下の塚原は東京大医学部の後輩に当たる。事故は正男が国の大きなプロジェクトを塚原へ委ねようとした矢先に起きた。「痛かった」。正男の思い入れの強さは、塚原賞の創設、維持に奔走したことにも表れた。

伊藤自身にとっても塚原は大阪大入学時の保証人であり、後の師だった。搭乗機が行方不明

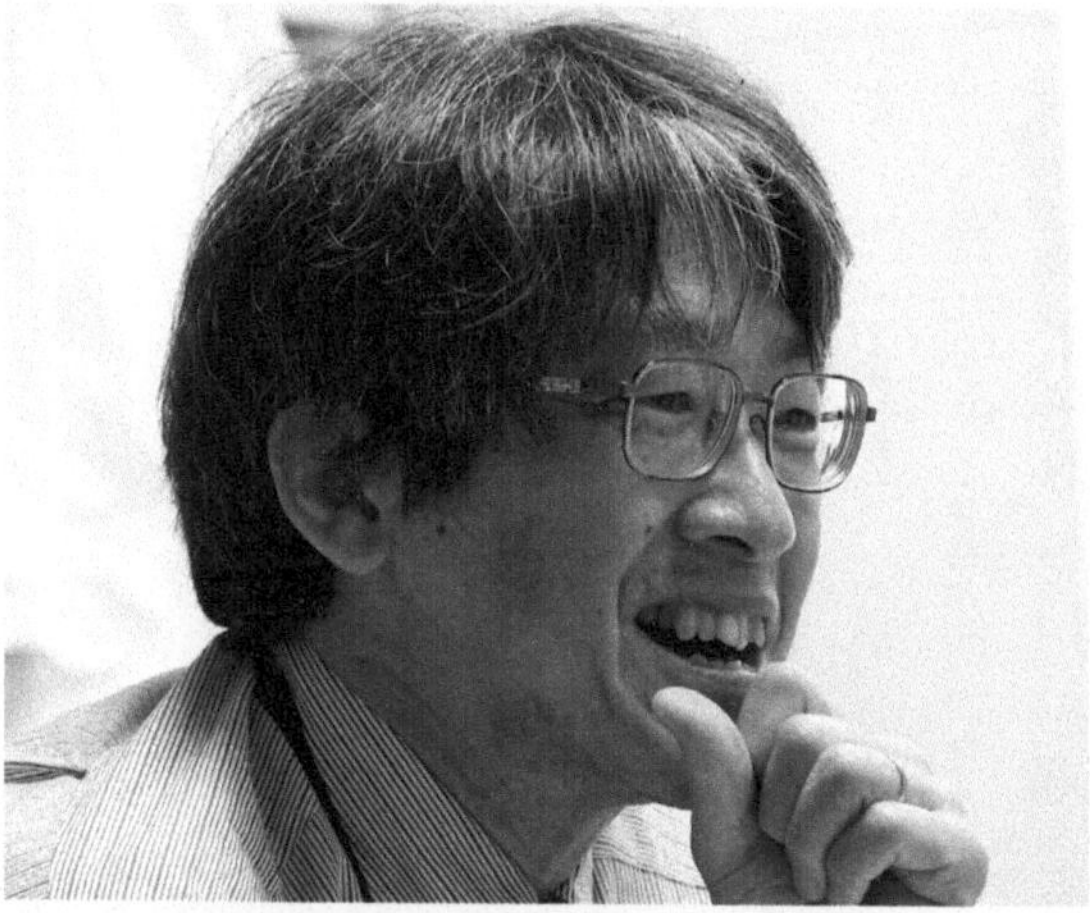

「事故当時の脳研究は今と比べれば技術水準が非常に未熟。それでもあの業績はすごい」と伊藤。これからさらに応用研究への流れが強まると予想し「僕は良い時代に脳を研究できた」と語った

との一報を受け、師の妻らと群馬県藤岡市へ駆けつけたのは博士課程1年の夏。これから本格的に指導を受けるはずだった。

情報は皆無、日本航空は職員がただ頭を下げるだけ。「皆、相当かりかりしていた」。何より伊藤は影も踏めない仰ぎ見た人を奪われたことに憤った。

事故死の影響はむしろ、その後顕在化した。

当時の研究室は通常、教授の引退時に弟子が引き継いだ。想定外の急逝は学内に大きな波紋を生んだ。指導側の村上富士夫や小田洋一が、連日のように大学側に呼ばれたことを伊藤は覚えている。

「場合によってはラボをつぶす話も。僕たち学生は本当に守ってもらった」

伊藤は１９８９年、理化学研究所（埼玉県）へ移り視覚の研究に入った。幅広い意味で研究の対象は脳だが、それまでの可塑性とは勝手が全く違った。

２０１２年に東京医科歯科大に来た前後から、関心は触感まで広がった。

人間が物を見れば当然のように分かる素材感は「実はとても高次の感覚」。本来は触って見て、時に音なども含め総合的に判断するはずが、学習すれば見ただけで分かる。視覚情報処理は、線の形や色といった低次の情報を脳内で組み合わせていくのが基本だが、それだけではない。その仕組みはいまだ判然としない。

金属、じゅうたん、シリコーン樹脂、樹皮、そして毛皮。伊藤は今、５種類の素材感をサルに覚え込ませ、後に約１００種の素材に触らせ、分類させる行動実験をしている。電極で脳活動を測ることも目指す。

そうした伊藤にとって、脳は現在でも「非常に手ごわい」相手だ。天文学的な数の神経細胞が立ちはだかるだけではない。何より塚原が発見した可塑性が、実験を重ねる中で対象とした脳自体を変化させ、らちが明かなくしてしまう。

「何かに役立たなければ困る。そんな考えから研究は、応用へ流れていく」

しかし、と伊藤。「急がば回れ。回り道でも基礎研究を続けてこそ、正しいところへ行き着く」

米大学での勤務経験もある伊藤は、研究費の多くを公的資金に頼る日本に対して、欧米は寄付が母体の基金が別の柱になっていると説く。国を中心に声高に応用研究が叫ばれる今の日本だからこそ、塚原賞の意義は高まるとみる。

難病支援向き合う

ブレインサイエンス振興財団は塚原賞とは別に、毎年、独創性があって国際的な評価に値する研究を全国から募っている。年ごとに15件ほどを選び、80万～１００万円を支援している。

助成対象は２０２１年度までに３４９件、総額３億２５６０万円に達する。

２０２２年２月、群馬大大学院医学系研究科教授に就いた三好悟一（46）＝遺伝発達行動学。２０１５年度の助成対象の一つに選ばれた。

かつて塚原も在籍した米ニューヨーク大での研究を終え、12年ぶりに帰国した直後のことだった。「日本で初めてもらった助成。とても思い入れがある」

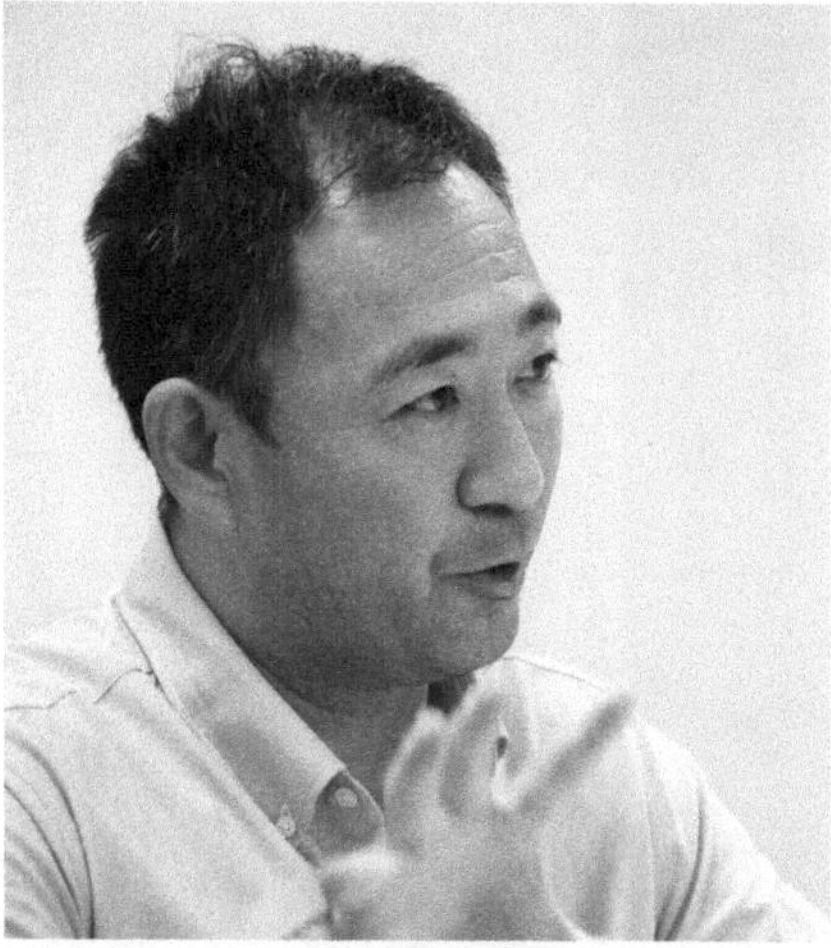

京都大工学部に進学後、脳の不思議に迫りたいと大学院から医学分野に移った三好。「僕はたまたまですが、良い研究のため、いろいろな手法に通じることは大切です」

当時の研究名は「ＦｏｘＧ１によるＧＡＢＡ回路形成制御機構」。平たく言えば、脳内の活動を抑制する「抑制性ニューロン（神経細胞）」を調べ、自閉症や発達障害の仕組みを解き明かそうという試みだ。

三好によれば、対人関係を築くのが苦手だったり強いこだわりを持ったりする自閉症は、約50人に１人の割合の子どもにみられる。なぜ発症するかを解明し、早期治療につなげていくことが急務だが、多くは環境や遺伝要因が複雑に絡み合って起きる。

一方で、てんかんが併発されやすい点などから、抑制性の神経細胞の異常が関わっているのではないかと指摘されてきた。

三好は前任地の東京女子医大での実験で、自閉症特性が現れるマウスに対し、生後2週目に抑制性の神経細胞を移植すれば、症状が回復することを証明。逆に抑制性を弱めると症状が悪化する実態を見いだした。

「2週目の前でも後でも駄目。脳の活動を抑制する神経回路が発達するこの時期に、解明の鍵がある」。そう説明する。

塚原を直接的には知らない三好。半面、弟子の村上や山本亘彦には、深い恩義を感じている。米国でキャリアを積む過程で、国際学会で発言する2人の姿を見た。「まぶしかった」。学会後の食事会で気さくに接してもらい、帰国時は親身に相談に乗ってもらった。教わった国内の研究事情は、進むべき道を選ぶ道標になった。

三好は長らく、研究の傍ら患者家族会の支援に取り組んでいる。「ＦｏｘＧ１症候群」。頭部の成長が遅れ、幼児期に重度の知的障害が現れることもある難病だ。現在分かっている患者数は世界でおよそ千人。この病気も、抑制性の神経細胞が関係しているという。

国際的な家族会で研究成果を共有し、米国やスイスの保護者の相談に応じた。これがきっかけで、２０１８年の国内の家族会発足を後押しした。病を持つわが子がその後どう成長し、どんな課題や喜びがあるのか。「年齢が近い子どもがいる家族が参考になる」。交流会を開き、最新の研究成果を分かりやすく共有する。

「治療法が突然生まれないことは、彼らも分かっている。でも『次の世代のためにも頑張る』と活動してくれる」。思いも胸に、神経細胞と向き合う。

精神疾患に根治薬を

「シナプスの可塑性、見たことはありますか？」

理化学研究所・脳神経科学研究センター（埼玉県和光市）の一室。多階層精神疾患研究チームリーダーの林（高木）朗子（47）は、動画を示して説明した。

「1分程度でシナプスがむくむく大きくなる。すると電気（情報）が通りやすくなる。私たち

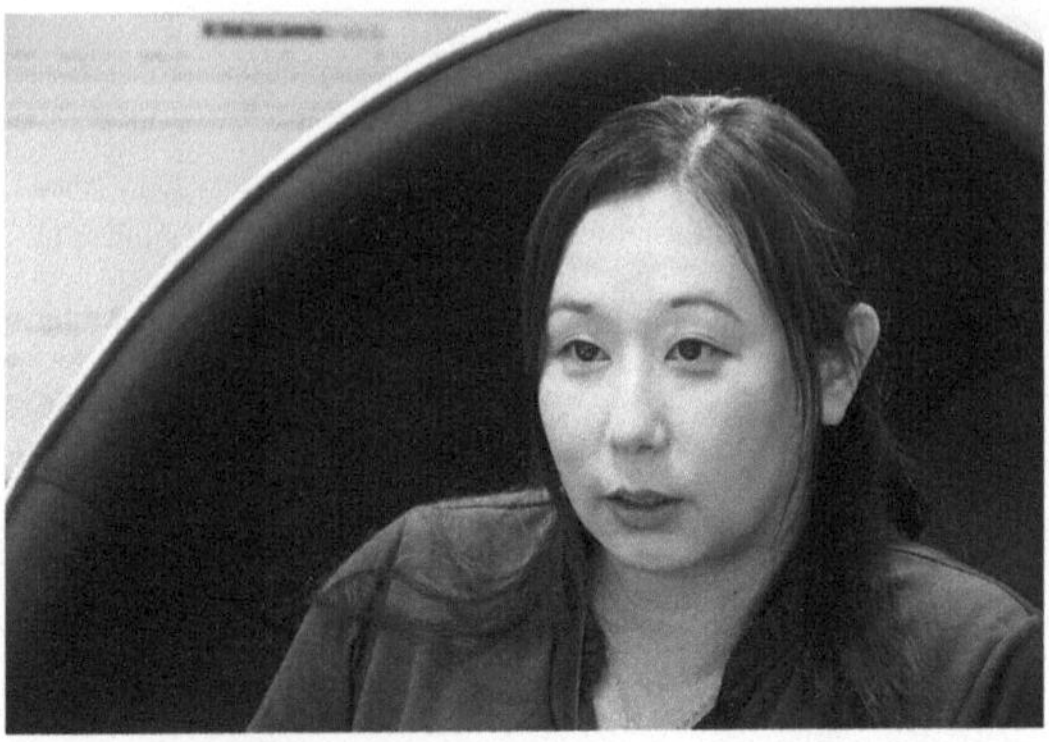

国のプロジェクトで村上の指導を受けた林。塚原仲晃について「サイエンティフィックには私のおじいさま」と語る

の脳がアップデートされる源です」

自らの研究テーマそのものでもある。「シナプスの可塑性と精神疾患の関係を一貫して調べています」

前橋女子高から群馬大医学部へ進み、精神科医の道へ。米ジョンズ・ホプキンズ大や東京大での勤務を経て、群馬大で医学系（生体調節研究所）として初の女性教授に就いたのは、２０１６年のことだった。

その座をわずか3年余りで辞し、２０１９年7月に理研へ移った。研修医の時から感じていた現在の臨床医学の限界を痛感し、精神疾患研究に打ち込もうと決めた。

例えば統合失調症。幻聴や幻覚はドーパミンの過剰で起きる。それらは拮抗《きっこう》薬を飲めば消える。でも、と林。「患者の社会復帰を妨げているのは結局、認知機能です。これは拮抗薬で治りにくい。そううつ病や自閉症も、対症薬だけで根治薬は開発されていない」

背景には、脳の機能の根本的な仕組みが分かっていない現実があった。

林は教授に就任する前、大きくなったシナプスを壊すと覚えた物事を忘れてしまうことをマウス実験で確かめ、英科学誌ネイチャーで発表した。続きとして標識・操作できる記憶プローブ（人工遺伝子）を使い、脳内でシナプスがどうつながっているか調べた。この研究が、ブレインサイエンス振興財団の助成対象（２０１６年度）に選ばれた。

より具体的にはこうだ。脳内で恐怖をつかさどる扁桃《へんとう》体と、理性を保つための前頭野。２カ所の活動を、色の濃淡で判別できるようにして、確かにつながっていることを突き止めた。

自らが身を置く基礎研究の世界を、林は雷に例えて言い表す。「ピカッと光って、ごろっと鳴る。時系列的には雷光が雷鳴を起こしたように思えるけれど、実際は違う」。光は光。一方で雷鳴は、放電で空気が震えることで鳴る現象だと説く。

翻って医学は。「雷鳴を止めようと雷光を止める薬を作っても、全く見当違いの治療になってしまう」。だから、と続けた。「因果関係を本当に明らかにするのはとても難しいけれど、重要なんです」。より直接的な因果関係を立証するには、何より科学的なエビデンス（根拠）が求められる。

「理研は世界一を目指す場所。仕事の量や難易度のために週に1回は辞めたいと思う」と笑う半面、悔いは一切ない。精神疾患をシナプスのレベルで解き明かし、治療につなげる「大発見」をすることが目標だ。

「ブラックボックスの中身も分からず、表面的に症状を良くしたように見せても根本的な解決にはならない。脳の作動原理と病気の原因をしっかり理解して、創薬と対策を生む」

可塑性引き出す脳トレ

日本の神経科学は、これで10年遅れた。「そう、先輩たちからよく聞かされました。すごい先生だったんだなと。全く触れ合えなかったのは残念でした」

川島隆太（63）＝東北大加齢医学研究所長＝は塚原をこう評した。

後に「脳トレ」ブームを起こした脳研究者が、日航機墜落事故での塚原の死を知ったのは、事故2年後の１９８７年。基礎研究の道を進もうと、京都大霊長類研究所に学んでいた。

師であり所長でもある久保田競《きそう》は、塚原唯一の著書「脳の可塑性と記憶」に「友を偲《しの》びつつ」と題した文を寄せた人物。「酒席で何度も死を嘆いていたのを覚えています」。川島は回顧する。

川島はその後、スウェーデンのカロリンスカ研究所に2年留学した。脳の血流量を調べる装置「PET」を用い、運動に関係する脳機能の地図を作る研究の先端地。ノーベル医学生理学賞の選考委員会もある。

自らは、例えば人間が手を動かす時、大脳のどの部分で血流量が増えるかを調べた。以前は運動領域の１カ所だけだと考えられていたが、2カ所あることを発見。さらに右利きと左利きで、血流量が増える場所が異なることを解明した。

帰国後の1993年、東北大加齢医学研究所の助手に。ブレインサイエンス振興財団から研究助成を得たのは翌1994年度だった。国の主立った研究補助の申請は年1回が限度で、それだけでは心もとない。「研究費がないと好きな研究はできない。海外で最先端の技術を身に付け、やる気満々で帰国して、（財団からの助成で）すぐに研究に取り組めたのはありがたかった。ホッとした気持ちが大きかった」

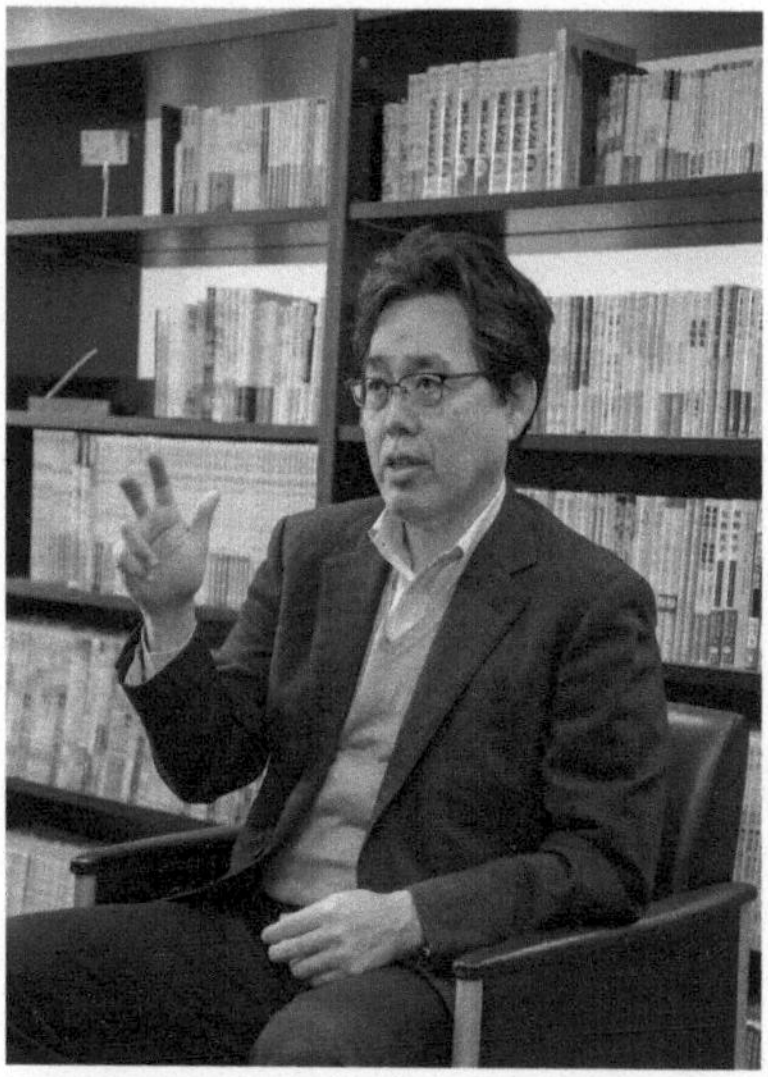

「前頭前野の可塑性を引き起こせば、認知機能、つまり脳の働きが良くなると考えた」と語る川島。他の脳研究者と同様に「心とは何か」をゴールに据える

そもそも海外留学も、財団からの助成（1991年）があって実現できた。「駆け出しの若手研究者を、よく拾い上げてくれた」

川島が使うのは、PETやｆMRI（機能的磁気共鳴撮像法）といった、脳の活動がどの部分で起きたかを画像化して表す技術。より平たく言えば、人間の脳の働きを「見える化」（イメージング）するものだ。これを活用し、どうすれば薬剤などではなく日常的な行動で、脳がより働くようになるか考えた。

計算問題を解いたり、文章を音読したり、コミュニケーションを十分に取ったり。すると、考えたり読み書きしたりする高次機能をつかさどる前頭前野の働きが、活発になっていくという。川島が突き止め、提唱している「脳トレ」の根幹だ。

もとよりこれは、と説明を加える。「（塚原が発見した）脳の可塑性、そのものです」

神経細胞の世界で言えば、シナプスの発芽をいかに引き起こすか。「先人たちの積み上げたものの上に、僕らは立っています」

高次機能の先に「心」はあると、川島はにらむ。果たしてどの程度、解明できたのか。「まだまだ見えてきませんね。意識と無意識を分けるものは何かとか。登れば登るほど、頂上が遠くなる」。研究の傍ら、常にそんな感覚を抱く。

研究　社会に広く還元

人間の心とは何か。多くの脳研究者と同様、川島もいまだその答えにたどり着けていない。「心の定義がまだできていない。定義がないと、科学者は無力」。心を形作る脳の働きを全てマッピング（画像化）し、記憶や注意力、感情といった研究をなお深め、総合的な値から判断すれば。「そうした単純な感じのものでもない気もする」。自問を続ける。

決して安直なゴールではないと考える一方、成果を社会に還元しようと試みてきた。研究室の外で、より自然な形で脳の知見を深めようという気持ちも強かった。手軽に広く、認知症の改善や予防につなげてほしいと発案した「脳トレ」が代表例。数千億円に及ぶとされる経済効果も生んだ。

民間企業と２０１５年に商品化した集中度を確かめられる眼鏡も、その一環。「私たちの研究の多くは税金で成り立っている」。社会的反響の大きさから、一部から「異端」とも評される川島を、こうした揺るがぬ信念が支えている。

「脳トレ」のブームは２０００年代前半に起きた。理由を自身はこう捉える。「物質的な社会が頓挫し、多くの皆さんが自分の心を知り、平穏を求めたいと考えたからではないか」

それから15年余り。川島の視線は今、子どもたちに向く。「スマートフォンを持つと学力は低下する」。仙台市教育委員会と協力して展開した小中学生7万人を対象にした調査を踏まえ、結論づけた。

スマホは「割り込み情報」が絶えず入ってくる。そばにあるだけで集中が途切れ、脳の発達を阻害する。そう持論を説く。

川島はまた、コロナ下で一気に広まったオンラインでのやりとりの弊害にも言及する。対面と比べて画面越しは「実はコミュニケーションになっていません。皆さん、違和感を覚えるでしょう」。

視線を合わせようとしても、違うところを見ている。自然とそっぽを向いてしまう。

音声や画像にズレが生じていると、脳は自然に判断している。脳にコミュニケーションの反応が出ていないことも、研究で実証したという。「目を見て話さないと、伝わるものも伝わらない。仲良くなれない。すると本音は出てこない」

脳研究は今後、どのように展開されていくのか。川島が挙げる一つが、ブレーン・マシン・インターフェース（ＢＭＩ）。脳波で機械を動かしたり、脳波を読み取ったりするセンサーのことを総称して呼ぶ。

声高に叫ばれるＡＩはどうか。「今は単なる機械学習で、まだまだ、脳の相手ではない」。可塑的な変化を起こし、自らを組み替えることができてこそ、真の意味でのＡＩと言えるという。

「思えば、脳が脳について考えているわけです。全ての解明は、われわれが何のために存在するのか解けたのと同義でしょう。その瞬間に、人の存在意義はなくなるのでは。それでは面白くない。分からない方が良いとも、思っています」

番外　研究の流儀

留学経験　誤り見抜く

群馬大大学院医学系研究科教授の平井宏和（58）は1996年から5年間、理化学研究所で、塚原の兄弟子で脳研究の権威、伊藤正男のチームにいた。研究の流儀について聞いた。

―放射線科の臨床医になってから脳に着目した。

ＭＲＩで脳梗塞や脳腫瘍の場所を見つけていたが、細胞レベルで何が起きているかもっと深く知りたくなった。大学院2年で神経生理学に移った。海外で基礎研究もしてみたかった。

―1994年から2年間、ドイツのマックスプランク脳研究所に所属した。

（大脳の高次機能に関係が深い）グルタミン酸受容体を研究していた。この受容体のどこにグルタミン酸がくっつくかを調べた。受容体は二つの部品が組み合わさってできているが、従来は一方にのみ付くと考えられていた。研究で、その部品には付かず、別の方に付くことを明らかにした。

千個ある配列を地道に確かめた。インターネットもユーチューブもない時代で、没頭できた。

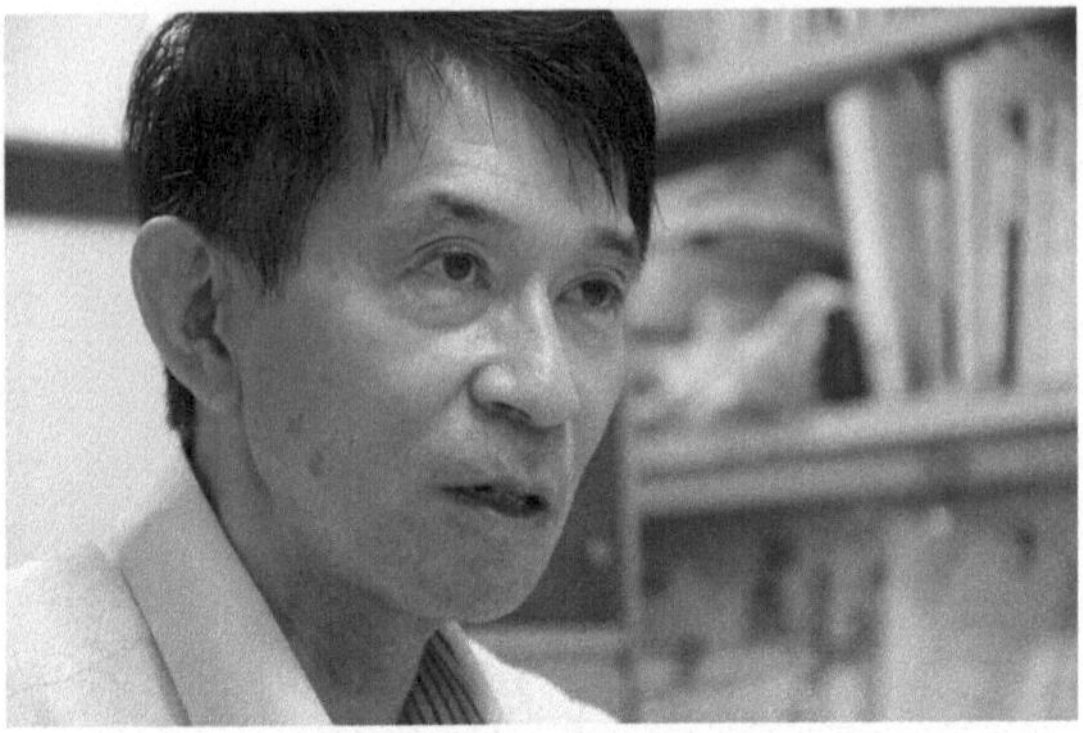

ひらい・ひろかず　専門は脳神経再生医学分野。2006年から現職で、現在は群馬大ウイルスベクター開発研究センター長を兼ねる。1994年、神戸大大学院医学研究科修了

地味なことをこつこつやるドイツ流だった。

―帰国後、研究員として理研の伊藤の下へ。予期せぬやりとりがあった。

伊藤は1995年、動物が学習する過程で、小脳の神経細胞の一部に生じる「記憶の痕跡」を初めて顕微鏡で捉えたと、米専門紙に発表していた。グルタミン酸受容体が化学的変化を起こす内容で、新聞にも取り上げられた。「この研究をさらに進めなさい」と言われた。

私は、これは確実に間違っていると思った。伊藤の論文は、本来なら起こり得ない場所で化学的変化があったと主張していた。人工的な刺激で起こした現象を見ていたからだろう。留学経験があって分かった。

―査読もされたはず。

（第一人者である）伊藤の論文というバイアスがかかったり、査読者も最新の知識に乏しかったりすることはある。その後、伊藤の意に反して研究を続け、化学的変化は違う場所で起こるこ

とを解明して論文を発表し、定説となった。伊藤研究室には5年いて、論文は12本書いたが、伊藤との共著は1本もない。ただ、給料は毎年上げてくれた。

―自身（平井）が筋を通し続けたのはなぜ。

事実は事実ですから。

理研を離れてからも伊藤とは何度も会ったが、当時の彼の心境は、亡くなってからも分からなかった。

最近、ようやく少し理解できた気がする。伊藤に関する一つの動画を見た。彼はエックルス（ノーベル賞受賞者）の下への留学から帰国直後、すぐに師と真逆の研究結果を出した。けんかになるほどだったが、伊藤は自説を曲げず、後に正当性が証明された。

―今はどんな研究を。

生まれて2年以内で亡くなってしまう遺伝性疾患に関して、遺伝物質を細胞に送る「ウイルスベクター」の治療薬が市販化されてきているが、病原体や有害物質の侵入を防ぐ「血液脳関門」のハードルがあり、現状で大きな効果が期待できるのは主に生まれたての子どもに限られている。大人でも使えるように研究している。実現すれば、アルツハイマー病やパーキンソン病の治療にも応用できる。

第三章　拡張

加速度的に拡張する神経科学の技術や世界に迫る。

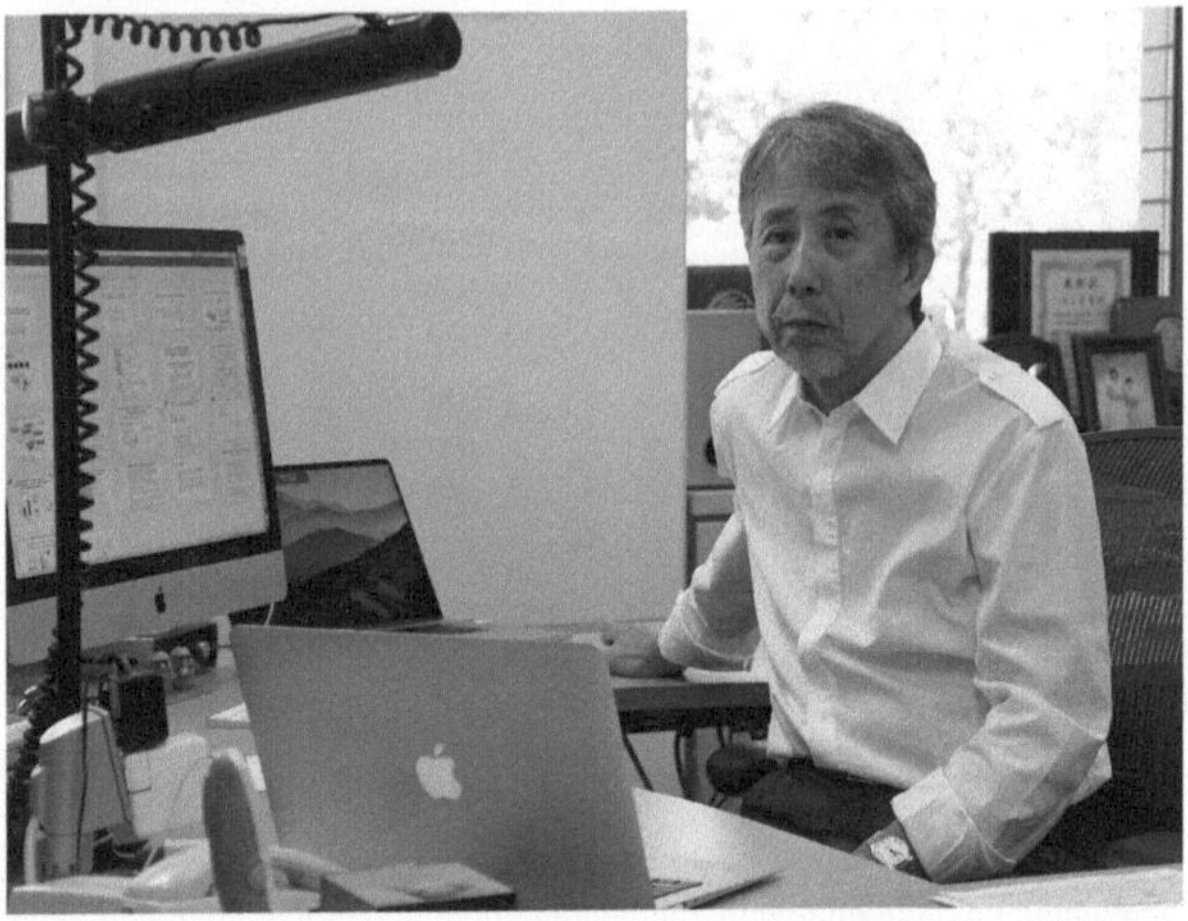

「脳科学の理論や数学の分野が世の中に与える影響は、莫大になった」と語る川人

人と機械つなげる技術

京都駅から電車や車で1時間弱。京都、大阪、奈良の3府県にまたがる「けいはんな学研都市」に、国際電気通信基礎技術研究所（ATR、京都府）はある。

情報通信、ヘルスケアや医療、生活を支える先駆的で独創的な研究を目的に、1986年に設立された。音声翻訳電話、脳情報、ロボット、無線通信、生命科学。国内外の大学や企業と連携し、革新的な技術を生み出してきた知の拠点は、むしろ国外に名高い。NTTやKDDIをはじめ111社が出資する。

川《かわ》人《と》光男（68）。ATRが誇る二つの総合研究所のうち、脳情報通信総合研究所長を務める。1988年に迎えられ、30年余り。最先端の中軸であり続ける。

前任地は大阪大。日航機墜落事故で死亡した塚原仲晃の下で、自身初の本格的な理論を編んだのは大学院1年の時だった。これがきっかけで１９８１～85年、塚原研究室の助手をした。「脳を数学的、理論的に理解する」。計算論的神経科学の第一人者が歩み始めた、原点の場所だった。

ブレーン・マシン・インターフェース。略してＢＭＩと呼ぶ。川人の代名詞と称されるこの技術。ひと言で表すなら、人間の脳と機械をつなげる手法だ。

意識できない自らの脳波を視覚や聴覚に還元させたり（バイオフィードバック）、脳に残る痕跡を生じさせた刺激を解読したり（デコーディング）。ＢＭＩの源流について、川人は自著「脳の情報を読み解く」（朝日新聞出版、２０１０年）でこう説明する。米国を中心に１９６０年代から探求されてきた。

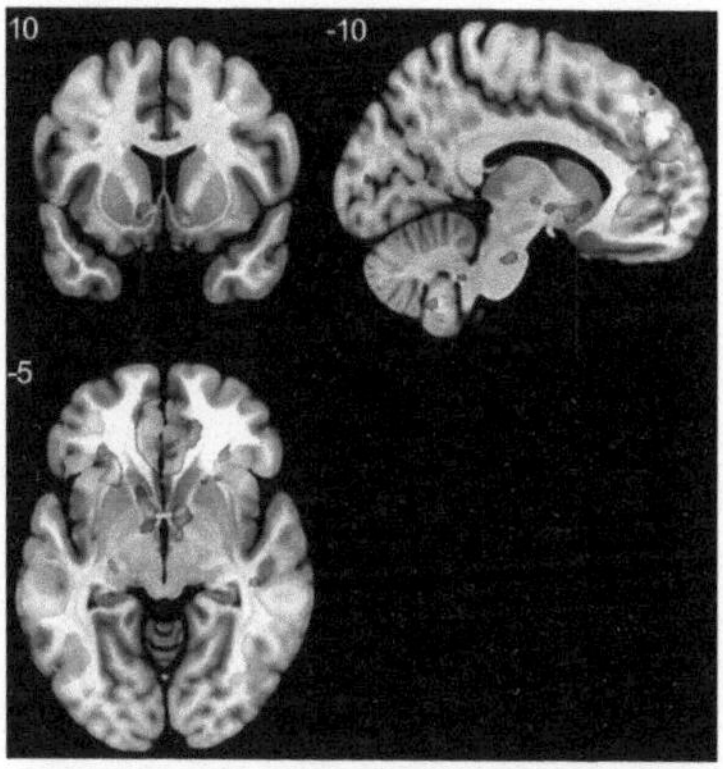

脳がどんな活動をしているか示す画像。BMI研究に多用されている

２０００年代には米ブラウン大が、脊髄損傷で体を動かせない患者の脳に１００本の電極を刺し、画面上のカーソルを動かそうと考えた際の神経細胞を記録。膨大なこの記録を活用することで、患者は次第に考えるだけでカーソルをうまく動かせるように

なった。

川人は、率いるＡＴＲ脳情報研究所で開発してきたＢＭＩの基盤を、３種類に大別して紹介する。

脳活動から「心の中」を予測するデコーディングの発展系が一つ。数ある神経細胞のデータから必要なものを取得する数理的、統計的な手法が一つ。もう一つは、観測結果から元の物理現象を推し量る技術だという。やや専門的に、それぞれ、機械学習、特徴量自動選択、逆問題と呼ぶ。

より具体的にはＢＭＩで何をなしてきたのか。

人型ロボット・ＡＳＩＭＯ（アシモ）を、被験者が思うだけで自動制御した。患者が念じるだけで義手を動かした（いずれも２００９年。前者はホンダや島津製作所と、後者は大阪大や東京大と共同）。手がけた成功例は枚挙にいとまがない。

米国にいるサルの脳と、ＡＴＲの人型ロボットをインターネットで結び、歩行運動を同期させた。こんなＳＦのような実例でさえ２００８年に実現させている。

こうした技術の根本に計算論的神経科学はある。むしろこれから、世にさらに影響を与え得るという。

ＡＩを支えるディープラーニング（深層学習）はその一例。「神経細胞の構造を模した『ニュー

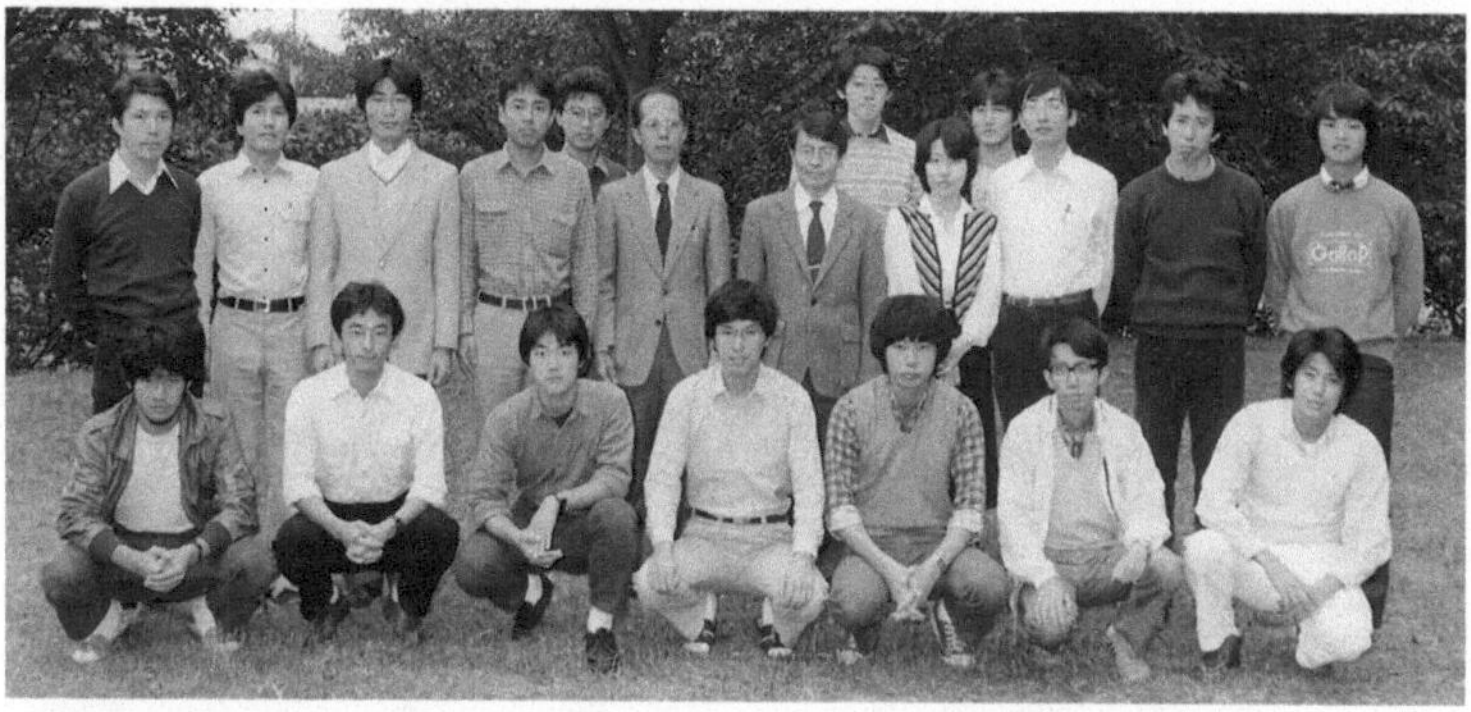

塚原研究室（1981年）の様子。川人（後列右から2人目）や塚原（7人目）、小田洋一（後列左端）らが写る

ラルネットワーク』という数理モデルから出てきた技術です」。川人は続ける。「学問でも確立された分野になりましたが、実際に社会を変え得るという意味で、なお進歩する」

そもそも基礎研究自体が網羅的、データベース的になったと川人は認める。

「何から何まで、調べ尽くす。神経細胞の結合を全て明らかにしようとか。ブルドーザー的な、ビッグスケールの流れになっていますね。支えるのはコンピューターサイエンスの発展。だからこそ理論的なアプローチが、また、大切になっていくんですけど」

塚原は、と川人。「こうした神経科学の爆発的な進展を、いわば全て予見しておられた先生ですね」

数学使い鮮やかに解く

川人が書店で1冊の本を見つけたのは、東京大理学部物理学科に学んだ時だった。

「数理神経生物学」。塚原が、同じ生物工学科の助教授・佐藤俊輔と共訳していた。脳科学の理論的な方向性を示していた。

「先生はもちろんお医者さんで、神経生理学者だけれど、理論的な研究に相当な思い入れがあった。（大阪大の）生物工学科って、神経細胞の、実験と理論の立場の人が交流している面白い場所なんだと思って」

1976年4月、大阪大大学院の門をたたいた。

当初入ったのは、より理論に重きを置く教授、鈴木良次の研究室。一方で進路の縁もあり、塚原の誘いで1年生の頃から、彼らが実験で見つけた現象を、モデル（数式）化していった。

概略はこうだ。

小脳を形作る小脳核、赤核、小脳前核は、興奮性のつながりを持つ。一部の抑制性の信号を阻害すると、3種類の神経細胞は、しばらく興奮し続ける。

川人はまず、塚原や弟子の村上富士夫から、実験を通じて得た神経細胞の記録データを受け取り、丹念に眺めた。力学系の観点も踏まえ、現象を説明する理論を編んでいった。「小脳性反響回路モデル」と呼ばれる。

「うちで助手になりなさい」。1981年7月、鈴木の下で博士号を取り、渡米を考えていた川人を、塚原が引き留めた。初めて得た研究者としての職。１９８５年４月まで指導を受けた。

４カ月後、塚原は上野村の山中に逝った。遺体の身元は、川人が群馬県藤岡市へ着いてすぐ、特定された。

「スタイリッシュ。かっこよかったですよ」。在りし日をこう回顧する。

講義でシナプスの可塑性を説明する姿を、鮮明に記憶する。「樹状突起の電位を伝える数学的なモデルがあるんですが、物理でよく使う、偏微分方程式の変数分離法で解いていく」。一般的なパソコンや動画はもちろんない時代。教授は資料を一切見ることなく、数式を黒板につづった。

「ものすごく勇気づけられました。神経細胞の電気生理学的な実験で大変な成果を上げている先生が、数学的なアプローチを大切にしていて」

研究室を去る際、塚原からもらった言葉を、37年後の今も胸に抱く。「これから、もっともっと大きなスケールの研究を目指してください。あなたならできる」

川人は２００８年から、国が進めるＢＭＩ研究の代表を務めている。２０２２年でちょうど15年目。先駆者は「今はより世の中に役立つ仕事を目指しています」と語る。

国内十数の先端施設と連携し、同じプロトコル（規格）を使い、これまでに数千人規模の脳活動のデータを集めた。いずれも精神疾患の患者の神経回路の動きを示す。「脳の動きから、患者さんの疾患やタイプを判別する」

それを土台とした「より適切な治療」の提供を視野に入れる。

ＡＴＲ脳情報通信総合研究所（京都府）の一室。横たわった患者が、ドーナツ型の機器に入っていく。

神経回路の異常正す

ｆＭＲＩ。脳の血流の動きを画像化し、どんな活動をしているか示す。

「うつ病や統合失調症の患者さんの神経回路を調べて、どの疾患なのか、どのようなタイプなのか突き止めます」。所長の川人がその先に見据えるのが、精神疾患を治す「ニューロフィードバック」の実現。健常者と違う神経回路の異常を正す手法だ。

「それにはたくさんのデータがいる。十数人とかのデータを解析しても、全く再現性がないんです」

川人たちは国内十数の先端施設と協力、数千人規模の患者のデータを集めた。これらを機械学習などで解析し、汎用《はんよう》化していく。

それでも本当に、精神疾患の患者と健常者の神経回路に、違いは見いだせるのか。

川人は説く。例えば、うつ病。「脳全体に10万個の神経回路があるとすると、健常者と違いがあるのは、うち30カ所くらいです」。理性をつかさどる前頭前野と、本来なら同時に活動しないはずの「デフォルトモードネットワーク」が活動してしまう。消極的に考え続けるといった症状の背景にある現象という。

「同時に活動しないように『負の結合』にすると症状は改善される」。昨年、論文発表した一例だ。

手法は多くの精神疾患に応用できるとする。発達障害や依存症にも活用できると、持論を語る。多数のデータは、確実な精度で判定するための「バイオマーカー」（指標）を作るのに欠かせないものだった。

では、ニューロフィードバックとは。「よく電気や磁気を脳に当てるのかとか聞かれますが、そうじゃない。半分は、認知行動療法的なものです」。患者の神経回路を可視化し、調子が良い時の状況を見定め、健常な方向に変化を促していく。

精神疾患の多くは現状、根治薬はない。川人は5年前、ニューロフィードバックの提供へ、ベンチャー企業を立ち上げた。２０２２年中に診断支援プログラムを承認申請する。

川人が精神疾患への応用を考えたのは、自らのプロジェクトに参加していた慶応大教授の牛場潤一らが、脳卒中でまひした患者をニューロフィードバックで改善させた例などがあったからだった。

「神経回路を望む方向に変える。可塑性があるからこそですね」

第10回（１９９５年度）塚原仲晃記念賞や、２０２２年3月には日本学士院賞を受賞した計算論的神経科学の泰斗。未来をどう捉えるのか。

例えばＡＩは、神経科学がさらに発展すれば「脳の仕組みを移して、一を聞いて十を知るみたいなものが出てくるでしょう」。だが今は「超多自由度のヒトの身体をＡＩが制御できるかといえば、全く人間の足元に及ばない」

「近づくと言っても、いつまでたってもどこかは違う。一緒にやっていけばいいと思いますよ。うまく付き合えば、より良い生活はできると思います」

多分野の知見　求めて

遺伝子をはじめ細胞内での分子の働きを探究する分子生物学は、今や生命科学の中心にある。

しかし塚原が健在だった40年以上前、分子生物学は「終わった」という意見があった。ワトソン、クリックによる「ＤＮＡの二重らせん構造」の発見（１９５３年）に伴う遺伝子コード解読終了と、より複雑な生命機構解明への技術的な限界が背景にあった。

山森哲雄（72）は悩んでいた。１９７４年に京都大大学院理学研究科へ進み、ウイルス研究所で研究し、教壇に立った由良隆の下へ。利根川進（ノーベル賞受賞者）や現在最も同賞に近い一人とされる森和俊（京都大教授）を育てた名伯楽に、分子生物学を基礎から教わった。

「不遜なことに、神経科学の方が面白いのではと思ってしまって」。相談した塚原は言った。「とにかくまず実験を見なさい」

午前中に京都をたち、昼食をともにした塚原研究室の面々が翌朝まで続ける動物実験に立ち会った。塚原がよく、電気記録が取れ始める深夜2時ごろに顔を出したことを覚えている。

葛藤の末、分子生物学を選んだ。

大腸菌が温度変化に適応するための「熱ショックタンパク質誘導」を見いだした。「間違ってもいなかったと思いますが、先生には申し訳なかった」

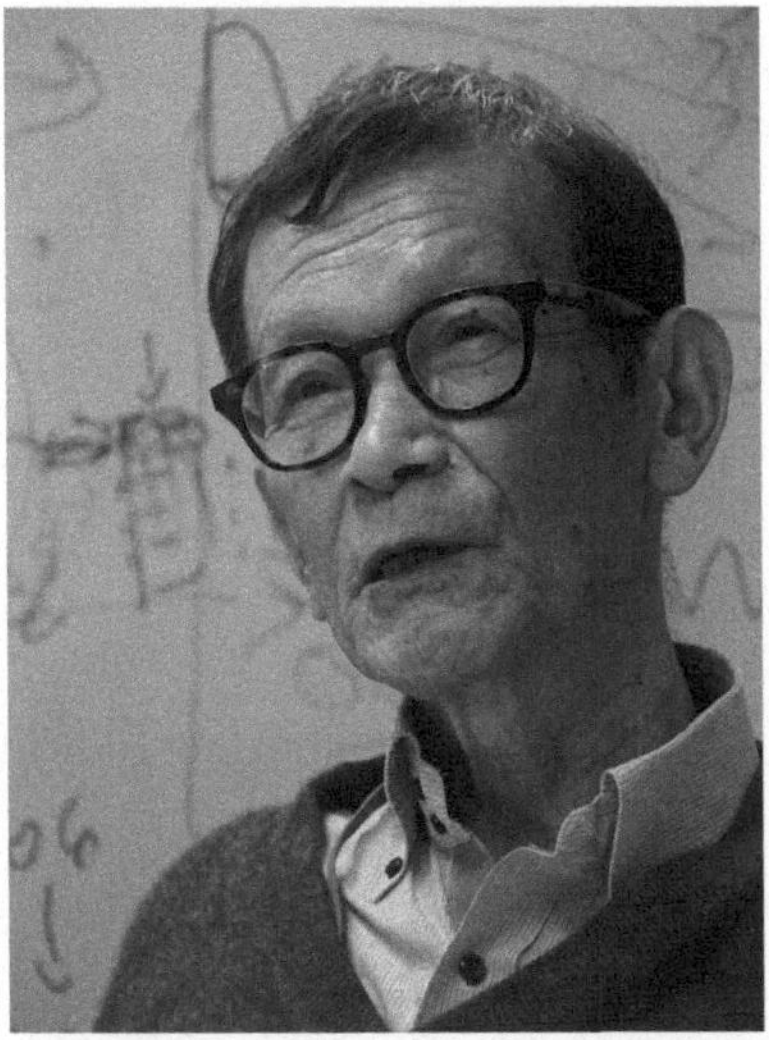
「日本人のノーベル賞受賞者は、大半が非常に苦しい状況下で、一見、正攻法ではない手法を選んだ。正解は結果でしか分からない」と話す山森。伊藤正男は「塚原君は賭けるんだ。それが当たる」と評した

山森と塚原の面会はそれ以降、2回あった。

米コロラド大研究員となった1982年、山森はミネソタ州・ミネアポリスで開かれた北米神経科学学会に参加した。大会長招待講演者が塚原だった。「恐らくこの学会では日本人で初めて。ここから、スプラウティング（発芽）の塚原と国

際的に有名になった」。山森は改めて塚原にわび、自らの研究を伝えた。

３度目の面会（１９８４年10月）も、米国内での同様の学会という点は同じ。ただ、塚原の様子は違った。メイン会場で待ち構えられた。「助手のポストが空く。来てほしい」

川人が元の研究室へ戻ることを踏まえ、口説かれた。

「迷いました。アメリカでの研究が気に入っていたので」。当時の日本の神経科学で、分子生物学的な手法がどれだけ生かせるか悩んだ。自分の研究を決着させる気持ちも強かった。

翌夏、意を決した。「行きたい」。手紙を書こうとした。矢先、日本から連絡が来た。訃報だった。

葬儀には参列できなかった。１９８５年9月初め、大阪の自宅を弔問した。遺影と位牌《いはい》に手を合わせた。４度目の面会は、実現しなかった。

「ずいぶん心を動かされました。本当に申し訳なかったと今も思います」

塚原はなぜ、山森を迎え入れようとしたのか。

神経科学の先端地である米国。１９７０年代、ハーバード大のグループが一つの概念を提唱した。「マルチディシプリナリー」。脳は生理学や解剖学だけでは分からない。計算論や心理学も交え、多分野の知見を総合することで理解していく。

分子生物学的な手法を、塚原は求めていた。

脳の地図 あと1年半で

マーモセットという小型の霊長類がいる。フサフサの毛、長い尾。体重300～500グラムほどの動物は、外形的な愛くるしさだけではない特徴を併せ持つ。

「脳の形がまさにサル。重さは8グラム。だいたい人間の1%ですね」

山森が、理化学研究所・高次脳機能分子解析チームのリーダーとして調べて8年半。10年期限の国家プロジェクトで、何を追い求めているのか。

「(記憶に関わる)前頭葉やその投射を受ける(意思決定や運動処理をつかさどる)線条体などについて、神経回路のつながりを明らかにする」。つまりと続ける。「脳のきちんとした地図作りです」

手法の概略はこうだ。

神経細胞の「軸索走行」を追跡できる「蛍光タンパク」を脳内に入れ、2週間ほど待つ。神経回路に広がった蛍光タンパクを解析し、再構成して画像化していく。データ量は、1匹当たり数テラバイトに達する。

小さく、脳の形がマウスよりもはるかに人間に近いマーモセットは、解析にうってつけだという。

「次世代に活用してもらえれば。例えば(理研のスーパーコンピューター)富岳にのせてなど」。残る1年半での決着を目指す。

塚原の旅立ち後、山森はマサチューセッツ工科大（ＭＩＴ）と並ぶ米国の名門、カリフォルニア工科大に移った。「培養神経細胞の神髄を究めたい」。神経細胞が環境に合わせて主要な性質を変える仕組みを巡り、関係する遺伝子を特定したと米科学誌サイエンスに発表したのは１９８９年。同年最後の号で、無人探査機「ボイジャー」特集の冒頭に掲載された。

１９９１年から3年間の理研勤務を経て、国立の基礎生物学研究所（愛知県）教授に就いたのは１９９４年。大隅良典（ノーベル賞受賞者）らと同じ研究所で研究に没頭した。２０１５年の定年退官と同時に請われて理研へ。分子生物学の視点で脳と向き合い半世紀。神経科学の現在地をこう言う。

「（神経回路を通る情報をはじめとした）素子としての記憶のメカニズムは、だいたい分かったと思う」

一方で、天文学的な数の素子はそれだけでは単なる未整理な情報の塊に過ぎない。半導体がいくらあっても、配線がなければコンピューターが機能しないように。「やはり回路が大事。正確な回路図があれば、正しいモデル（理論）が作れる。正しく議論できる」

山森はまた、塚原や、かつての理研時代に研究をともにした伊藤が「見ていた世界」を次代に伝えたいとも思う。

それこそが「マルチディシプリナリー」。生理学、解剖学、分子生物学、計算論的神経科学に心理学。「一つの手法だけではたどり着けない。融合してこそ脳は理解できる」。日航機墜落事故から37年、伊藤を軸に多くの科学者の熱意で一般化されてきた研究手法だという。

塚原への自責の念は変わらない。同時にそれはモチベーションに昇華し、科学者としての自らを突き動かす源になった。

「やる気」が回復に効果

伊佐正（62）＝京都大大学院医学研究科教授＝らのグループは2015年、脳と体、心のつながりを科学的に示す一つの事例を、米科学誌サイエンスに論文で発表した。

事故や病気で体が不自由になった後、本来の機能を回復するのに不可欠なリハビリ。モチベーション（やる気）が高い方が、低いよりも効果的だろうということは、経験的な感覚として一般にも分かるだろう。

やる気という心の働きが求められるのはなぜか。伊佐は実験動物のサルを使い、仕組みを確かめた。

側坐核《そくざかく》。脳の最も深い部分にあり、やる気をはじめとした情動の中枢とされる神経回路だ。伊佐らは、脊髄損傷から回復途中のサルの側坐核の動きを止めた。

健常な場合は、側坐核の働きを止めても何も起こらなかった。しかし脊髄損傷からのリハビ

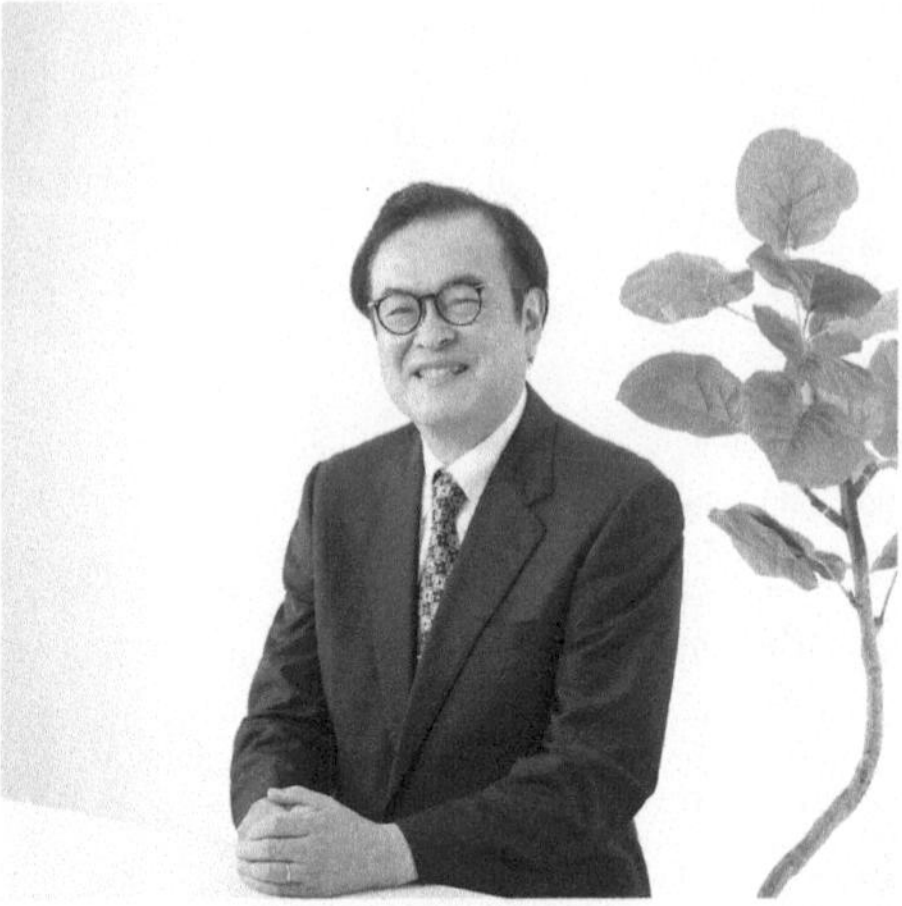

モチベーションの高さがリハビリに影響することを、科学的に解明した伊佐

リに臨むサルは、果たして、せっかく回復してきた運動が、また元に戻ってしまった。

「側坐核を活性化することで、回復をブースト する（押し上げる）ことができるかもしれない」。遠くない将来の実用化もにらむ。

２００５年度に第20回塚原賞を受賞。これまでに日本神経科学学会長も務めた伊佐は、２０２２年10月から京都大医学部長を担う。

日航機墜落事故が起きた37年前、東京大大学院の1年生だった。真夏の夜半、研究室で指導教授の島津浩からもたらされた一報を、今なお鮮明に記憶する。

塚原は搭乗前、同門で懇意にしていた島津の下を訪ねていた。「先生（島津）が『どうも乗っていたらしい』と」。日本の神経科学を背負ってゆくとの認識は衆目の一致するところだった。

「ショックだった」

塚原が先鞭《せんべん》をつけたシナプスの可塑性（柔軟性）は彼の死後、運動野（大脳皮質の一部）や脊髄にまで存在することが明らかにされてきたと、伊佐は語る。自らの成果自体も、そうした積み重ねの延長線上にあると受け止めている。

塚原との研究分野の近さを認める伊佐は、具体的に何を探求してきたのか。ごく端的には「手が器用に運動できるのはなぜか」だ。

ネコになく、サル以上の高等な霊長類にあるもの。運動野から延髄、脊髄を経由し、筋肉に直接付く神経回路（皮質脊髄路）だと解説する。人間にも当然備わり、これこそが器用な運動の源だと説く。

この神経回路はまた、壊れても機能が治る仕組みを持つ。伊佐は2004年、脊髄を断ったサルが約1カ月後、再び指で餌をつかめるようになることを確認。再現性は極めて高かった。

仕組みのからくりは。

結論的には「途絶えた幹線道路（皮質脊髄路）を脇道（の神経回路）が補う」ことだという。脊髄や複雑な脇道の神経回路を順次断つことで、脇道があると回復が著しいことを解明した。英科学誌ネイチャー発表は2012年のことだ。

伊佐は補足する。「つまりは、いろいろな場所で可塑性が起きるから。塚原は結局、こういうことを言いたかったのだと思う」

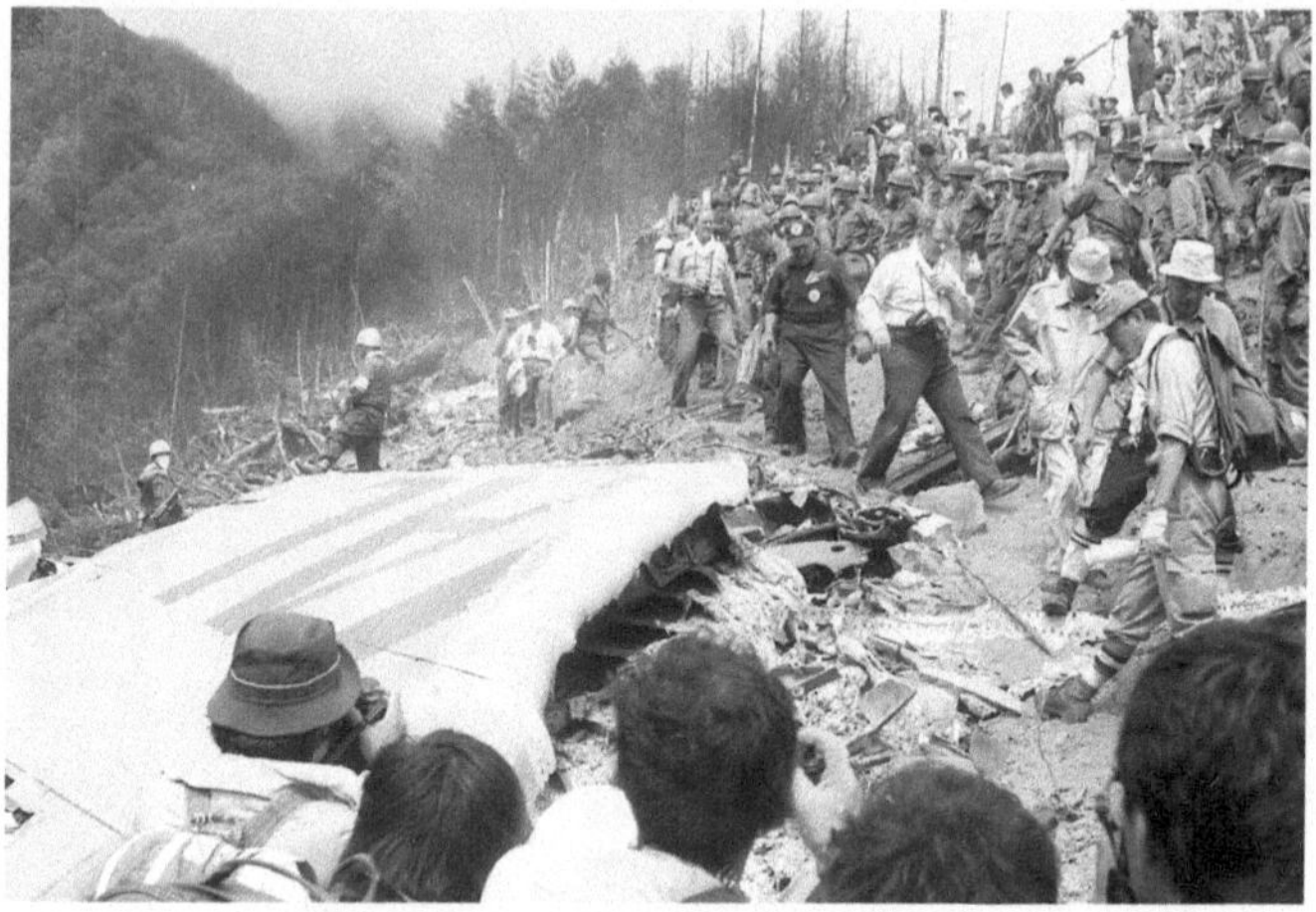

日航機墜落事故の現場。伊佐は塚原の業績を後世に伝えたいという

情動の仕組みに答え

2022年8月、オンラインで各国の神経科学者が集った。

塚原の同門で、元東京大医学部教授の本郷利憲の卒寿を祝う会。塚原研究室に在籍したハンス・フルトボルン（コペンハーゲン大教授）や、ノーベル医学生理学賞の選考委員長を務めたステン・グリルナー（カロリンスカ研究所教授）らが顔を合わせた。

「今の若い人が皆（塚原を）知っているかというと、必ずしもそうではない」。参加した1人、伊佐は「でも」と続ける。

「今回出席した人たちやエックルス（ノーベル賞受賞者）、その門下で私たちの共通の師であるアンデルス・ルンドバーグの世代は、塚原をものすごく高く評価する。もちろん私自身も。若い人も伝えれば納得する。先人の業績を伝えていくのが私たちの役目」

シナプスの可塑性を唱えた塚原。それを土台に脳と脊髄損傷の機能回復を絡めた研究を軸に、探求を続けてきた伊佐。間接的な縁は折に触れてあった。

東大大学院の在籍最終年の１９８８年、スウェーデンのルンドバーグの下へ留学した。運動系のシステムや神経回路を学んだ。

帰国後の１９９３年、分子生物学的な解析手法を学ぼうと群馬大医学部へ。３年弱で助教授まで務め、国立の生理学研究所（愛知県）へ移った。１９９６年、35歳で教授に就いた若手研究者に、助手にと意欲旺盛な２人を送ってくれたのは塚原の弟子の村上だった。「ありがたかった。とにかく働いた」

伊佐は今、可塑性について「マクロからミクロまでいろいろな見方がある」と受け止める。壊れた皮質脊髄路を補う仕組みに、情動がどう関わるかも探求する自らの研究は、塚原よりマクロのレベルで見ているという。「脳は全体として捉えることが大切」が持論だ。

その目は脳研究の将来や心をどう見つめるのか。

一例を挙げた。「悲しいから泣く」のか「泣くから悲しい」のか。「情動が先か行動が先か」という古くからの問題。最新の「光遺伝学」という方法を用い、行動の神経回路だけを刺激して、「恐怖の情動は行動の結果として作られ得る」ことが証明できたという。情動が生じるメカニズム、心の一端にも脳科学は答えを出しつつあるとする。

「一番分からないのは、意識や無意識、自由意思」とも説く。「デカルトのように『我思う、故に我あり』ではなく、私たちは意識していないところで決めている。無意識の自分も含め、自分だと思えば」

脳科学は上手に使えば性的少数者や自閉症患者らを「脳の特徴」として理解し、当事者への救いも広がるだろうとみる半面、間違えれば差別を生むともみる。

脳をはじめ指数関数的に科学的な研究や実用化が進む現代で、求められる「頭の良さ」とは。

「多次元の情報を取り入れてバランスを取り、結果を予測して適切な意思決定ができる。複雑な現代社会でとても大切だと思います。そして社会性。理系の技術者も新聞社も、全て共同作業でしょう。それは人間関係の中で鍛えられますね」

心の不思議　向き合う

心って何だ。

世界中の多くの人が昔からずっと考えている「超難問」。同志社大脳科学研究科教授の桜井芳雄（69）も半世紀向き合ってきた。

「一つ間違いないのは脳の活動だということ。脳が止まれば、心も止まる」。大前提を確かめつつ、最新の理解を語った。「心は脳の活動から生まれた、次元が一つ上の現象だろう」

五感によって入力された情報を記憶し、筋を動かすことで出力していく。脳の基本的な機能だ。

「一連の活動を、上から俯瞰《ふかん》的に見ている。私たちはそれを心と呼ぶのではないか」

哲学的な考えからの着想ではなく科学的な根拠があるという。ラットに自分の神経細胞を発火させ（情報を流させ）、餌を取らせる実験。多くの餌を欲するラットは、次第に自らの意思で脳内の神経細胞を発火させるようになっていく。

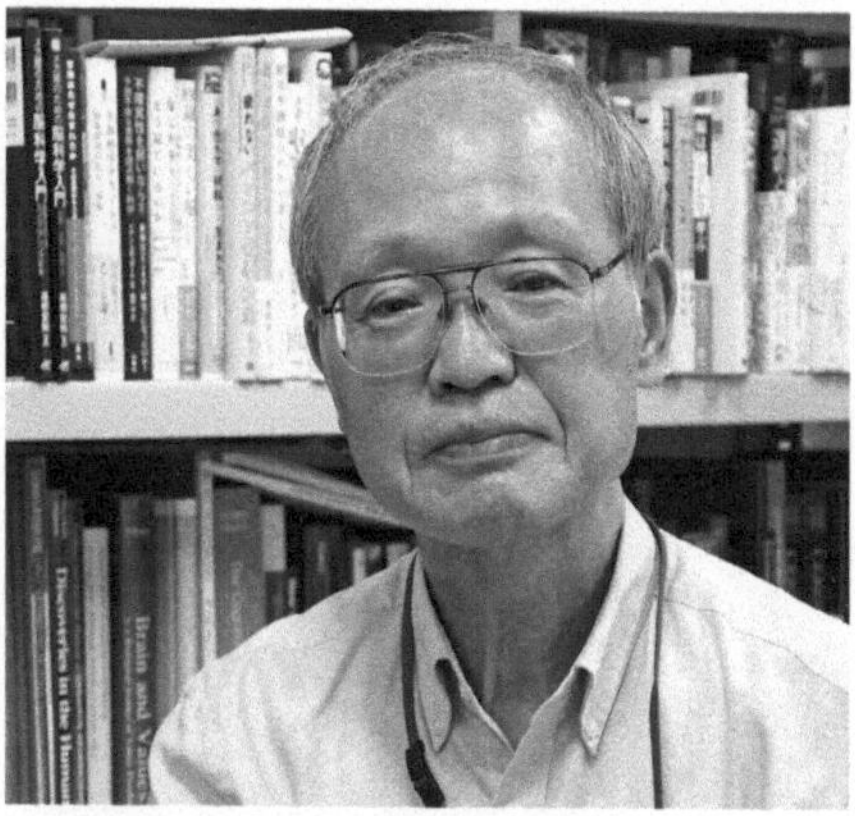

塚原の弟子の小田と親交が深い桜井。事故後、小田が師の名代として各国を巡ったことを覚えている

「不思議だと思いませんか」。意思も神経細胞の発火から生まれているはずなのに、それがいつの間にか神経細胞の発火を制御する側になると、桜井は主張する。正確な検証こそまだだが、海馬をはじめ、脳内のどの部位でも起こり得ることではないかと受け止める。

「心はつまり、意識や意図の部分。脳はこれを次元の違う現象として生み出している」

捉え方の背景には学問上のルーツがある。

高校時代、学生運動が身近にあった。兄の同級生には、連合赤軍による山岳アジト事件（１９７１年12月〜72年2月）で群馬県の榛名山で死亡した元構成員もいた。授業を放棄し討論会が続く毎日。なぜ学ぶのか。人間とは何か。友人たちとも議論を重ねた桜井は、進学先に、東京教育大の心理学科を選んだ。

心理学はできて１５０年と「若い」学問。「哲学や文学と違うのは、実験科学ということ。行動を計測することで証拠を集め、心を論じる」。緊張時の発汗。血圧や顔色の変化。それらも行動とみなし徹底して調べることで「心が見える」と考えるのだという。

桜井は実験にのめり込んでいった。動物の脳内に電極を刺し、刺激を与えて怒らせた。「人懐こいのに、刺激することで瞬く間に怒る。心ってこういうことか。感動しました」

京都大大学院に１９８１年まで在籍する間、学会に出る機会も少しずつ増えた。ポスター掲示が中心の今と異なり、当時は口頭発表が主。「ああした研究をすると、学習の過程で脳がどう変わるか分かりますね」。自分の発表を肯定的に評価してくれた人がいたと、指導教授が教えてくれた。

塚原だった。

桜井は塚原がよく、最前列で多くの発表に耳を傾けていた姿を記憶する。「あれほどの大先生が、一番前で聞いている。そこで自分のことを多少なりともポジティブに感じてくれた。非常に勇気づけられた」

事故は助手として勤めた広島大の官舎で知った。ニュースで「ツカハラナカアキラ」の名が流れた。「今後の脳研究は」などと、当時の桜井は到底思えなかった。「私にとっては、ただ、途方もない損失でした」

一つの神経細胞　何役も

富山医科薬科大から京都大霊長類研究所、同大文学研究科へ。勤務地とともに助教授、教授と立場を変えながらも、桜井は一つのテーマを脳研究者としての軸に据えてきた。

記憶と学習。心理学でも神経科学でも大きなテーマで、脳研究の「王道」だとする自己の位置づけは、2015年に同志社大脳科学研究科教授に就いてからも変わっていない。

その仕組みに桜井は、心理学的な手法を基に迫ろうとしてきた。実験動物の脳内に電極を刺し、行動時に神経細胞の活動がどう変わるか、観察してきた。

1匹のラットに午前、昼過ぎ、夕方と別の課題を覚えさせる。各時点での神経細胞の変化を見ていく。

ある記憶をした神経細胞が、次第に活動を活発化させた。そのラットが別の記憶をしたら、既に活発化していた神経細胞はどうなるのか。活動量をさらに増やすのか、あるいは違う神経細胞が活動していくのか。

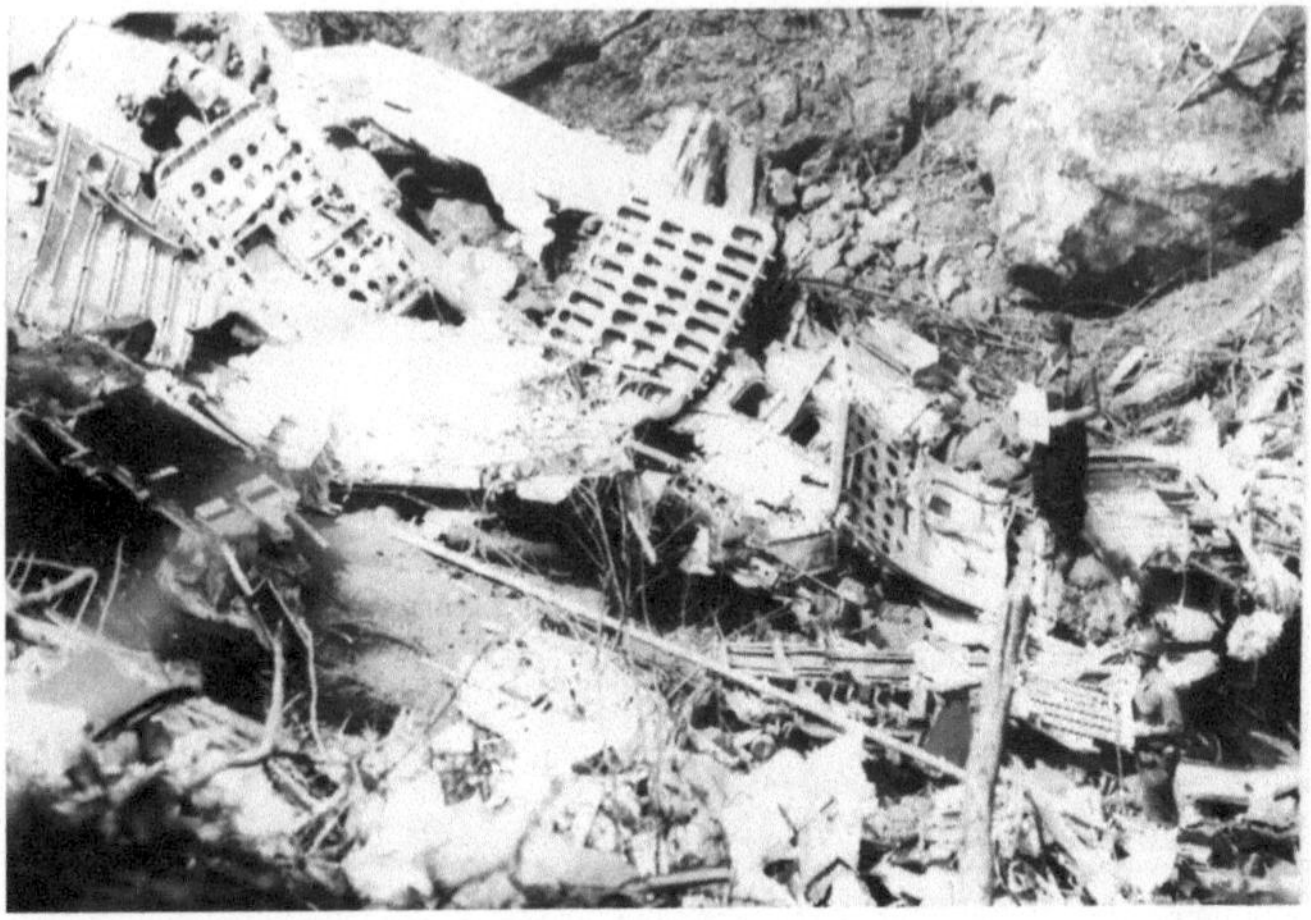

日航機墜落事故の現場で機体の残骸を調べる関係者

捉えた一定の結論は。

「一つの神経細胞は基本的に、さまざまな記憶に関わっている」

例えば、神経細胞Aを含むグループが、記憶①を担当する。Aは時に別のグループにも交じり、記憶②も担っていく。神経細胞はこうして柔軟にグループを形作りながら、活動する。

「一つの神経細胞が何役もこなせば、いろいろなことを記憶できるし、顔と名前のように異なる記憶をつなげることもできる」

塚原のライバルで、2000年にノーベル賞を受賞したエリック・カンデル（米コロンビア大）。軟体動物のアメフラシを利用し、条件反射の機構をひもとくことでシナプスと記憶の関係を解き明かしたのは、有名な話だ。

ただし、と桜井。「神経細胞の数が全て分かっているようなこうした生物は、ごく簡単な条件づけによる記憶しかできない。刺激でえらを引っ込める、というように。単純な生き物は、それなりの限界がある」

だからこそ人間は、と続ける。「無限とも言える記憶を作れる」

桜井は脳の制御に関する研究もした。ラットに左右どちらかを選ばせて、えさを出させる実験。最も夢中になる餌の出し方は「たまに、ランダムに出てくるようにする」のが心理学上の通説だが、この際の神経細胞の発火を記録し、脳内での活発化を裏づけた。

人間に置き換えれば、依存症の仕組みそのものだという。ギャンブルがなぜやめられないか。「たまに、ランダムにご褒美がもらえるからですよ」。一方で肯定的に受け止めれば、子どもの褒め方にも応用できる可能性があるとみる。

「単純な役割分担で脳は理解できない」との思いを強くする。海馬の役目は、前頭葉は、その中は。「研究結果が出されると、必ず反証が示される」。ドーパミンをはじめとした物質類もそう。堂々巡りから抜け出すため、今こそ視点を変える必要があると説く。

脳を全体として捉えるのに求められる考え方とは。

「単独犯はいない」

人工内耳　社会との絆

拡張を続ける神経科学の技術や世界は、今や決して研究室の中だけにとどまらない。実生活に、着実に恩恵や変化を与えている。

群馬県の西毛地域の80代女性は数年前、両耳が突然聞こえなくなった。補聴器ではどうにもならない重度の失聴。筆談でしか意思疎通できなくなった。商店を営み、客との会話を生きがいにしていた。提案された外科的手術を受けることに、迷いはほぼなかったという。

人工内耳。脳内に機器を埋め込み、音を直接、神経細胞に届ける仕組みだ。人間と機械をつなげるBMIの、最も身近な例の一つとされる。

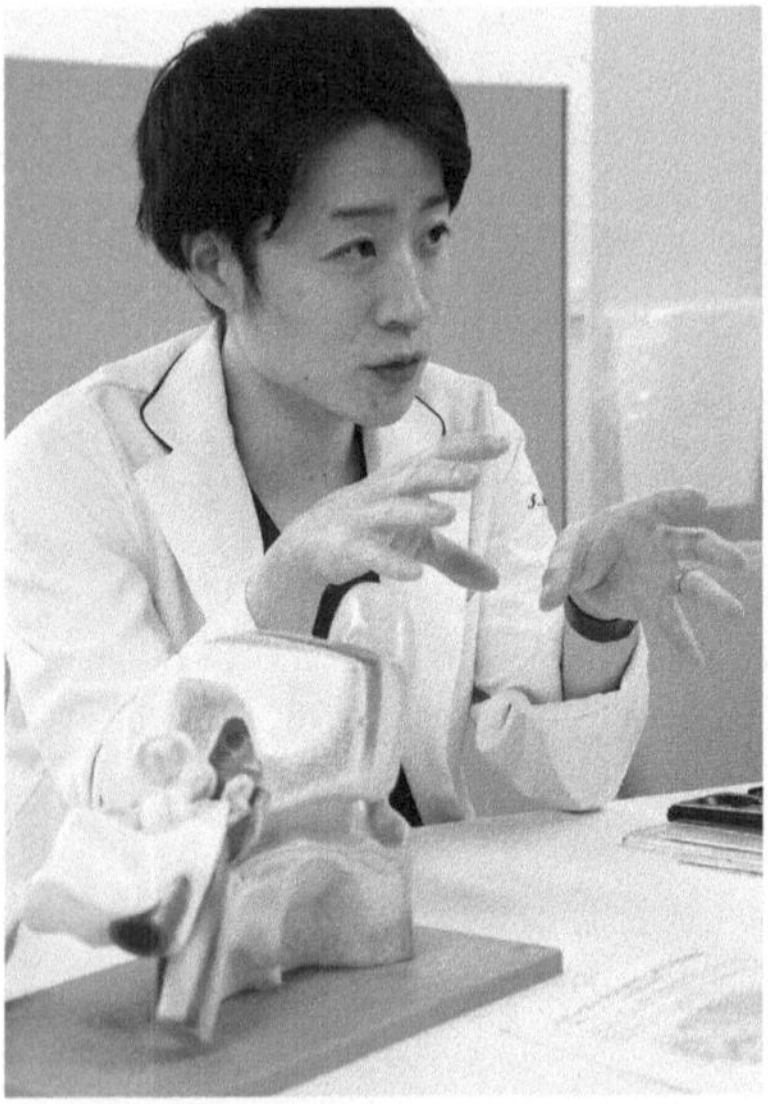

人間は聞こえないと認知症のリスクが高まるという研究があるという。「社会的な関わりが減るのが大きい。人工内耳を利用する人は増えるのでは」と御任。手前は人工内耳の機器

女性は聞こえるようになり、再び店先で生きがいを楽しむ。「やって良かったよ、と言われました。医師冥利《みょうり》につきます」。手術した群馬大大学院医学系研究科助教、御任《みとう》一光（35）は語る。

この症例を含め20例を手がけ

た。１歳児も含む。

人工内耳と補聴器の違いは何か。御任の説明を基に詳しく見ていこう。

耳に入った音は通常、鼓膜を振るわせ、この振動が内耳の蝸牛《かぎゅう》と呼ばれる渦巻き状の器官に伝わる。振動はこの中で電気信号に変わる。信号は聴神経を介して脳に伝わり、神経細胞が音として捉える。

「つまり、耳と脳が働いて、初めて『聞こえる』わけです」。失聴はいずれかが不調になって生じる。

人工内耳の手術は耳たぶの後ろを切開して頭蓋骨の一部を削り、音の受信機と、蝸牛を直接刺激する電極を埋め込む。髪をそることは、今はほぼない。

患者はまた、外界の音をマイクで拾う機器を頭皮の外側に装着。この機器が、音の受信機に信号を伝えることで「聞こえる」仕組みだ。手術後は言語聴覚士とリハビリし、慣らしつつ聞き取れる音を増やす。

「補聴器は音を大きくするスピーカーのようなもの。人工内耳は、聴神経に信号を直接送るもので、仕組み自体が全く異なります」

国内の人工内耳手術件数は１万３９４２件（２０１９年時点）で、保険が適用され、行政から補助金も出る。ただ、対象は基準以上の重度の難聴に限られる。

関係学会は、乳児で重度の難聴の場合、原則1歳から手術を受けられるとの基準を示す。御任も重度の難聴が疑われる場合、脳波などで確かめ、必要があれば早期の手術を勧める。背景には、乳幼児が言葉を獲得する上で大切な「臨界期」がある。「2歳半くらいまでがとても大切」という。

技術の進化はなお続く。スマートフォンの音声を直接、頭の中の受信機に送るアプリが近年誕生。群馬県内でも活用している人が既にいる。通常の電話越しだと聞こえにくく、会話が難しい人も、問題なく話せる。

人工内耳手術で１００％聴力が戻るわけではない。一線で難聴と向き合う御任はその先を見通す。「今は機器の改良が主体だが、脳研究がさらに進めば、脳の聴覚野を直接刺激して、音が認識できる仕組みもできるかもしれない」

法的判断に生かせるか

法学や政治学に脳を絡める探究もある。太田勝造（明治大教授）、加藤淳子（東京大大学院教授）、浅水屋《あさみずや》剛（同大大学院助教）の3氏に、それぞれの研究や解明したことは何か聞いた。

—現在の研究は。

太田　脳科学を活用した法的判断の構造の解明が一つ。国の科学研究費で加藤、浅水屋両氏と続け、今年が5年計画の最終年になった。「AIと法」も研究中。

一般人（法律を学んでいない学生）と法専門家（弁護士や司法試験合格者）に、fMRIの中で法的判断をしてもらい、脳の部位がどう動くかを調べた。強盗殺人の共謀共同正犯事件で、1人は反省し、もう1人は反省していないケースについて量刑判断をしてもらった。関連で、お湯の温度のような日常的な判断もしてもらい、法的判断と使う脳の部位が違うかも確かめた。

―結果は。

加藤　法的判断で、一般人と法専門家では、活動する部位は同じだが、部位の方向性を持つつながり（因果的結合）が異なることが分かった。

太田　部位が同じということがまず非常に重要な発見だ。刑法理論では従来、一般人は感情的判断、法専門家は理性的判断と捉えていたが、研究は、両者ともに脳内で感情、認知・理性をつかさどる部位を動かすことを明らかにした。

加藤　反省した被告人に対する情状酌量の場合、一般人は全部位間で双方向のつながりが観察されたのに対し、法専門家はつながり自体が少なかった。法理に基づいた判断なので、判断しやすいのだろう。反省していない場合は、法専門家も、部位のつながりは一般人と同じ部位間で多く観察されたが、一般人とつながりの方向が逆だった。

一般人は、感情をつかさどる部位から認知コントロールに関わる部位へのつながりが見られた。

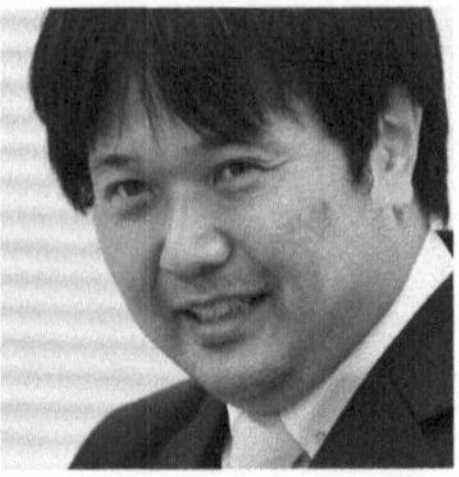

あさみずや・たけし　東京大学大学院法学政治学研究科、同先端融合分野研究支援センター助教。博士（理学）。47歳。

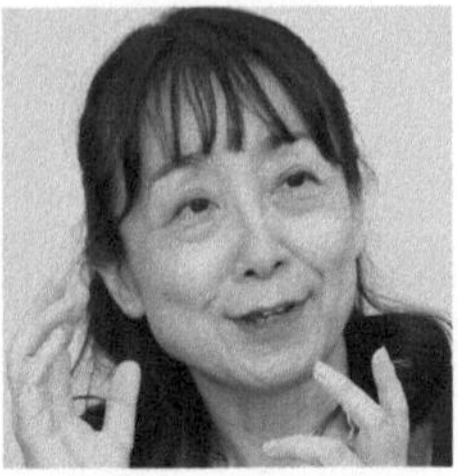

かとう・じゅんこ　東京大大学院法学政治学研究科教授。政府税制調査会委員などを歴任。「税制改革と官僚制」をはじめ著書、論文多数。政治学博士（米イエール大）。

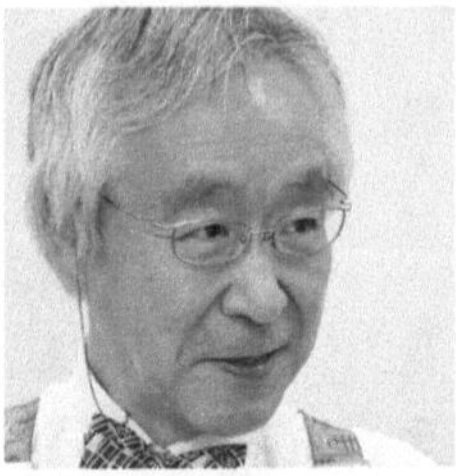

おおた・しょうぞう　明治大法学部教授、東京大名誉教授、弁護士。法務省法教育推進協議会委員などを歴任。「AI時代の法学入門」をはじめ、編著、著書、論文多数。法学修士。64歳。

法専門家は逆で、認知コントロールに関わる部位から感情に関わる部位へのつながりが見られた。あえて単純化して言うと、量刑を判断する際、まず感情の反応が来るか、それとも認知判断をしようとするか、順番が違う可能性が示された。

太田　全く予想していなかった結果だ。

浅水屋　データ解析は暗中模索だったが、コロナ下で研究に集中できた。

―研究成果を裁判員制度に生かすことは可能か。

太田　一般人と法専門家で思考における脳の使い方が違うなら、職業裁判官は評議の際、それを前提にして審理を進めることになるだろう。発想や論理が多様な裁判員がいれば、バイアスや不公平さが中和し、より合理的で公正な判断を導き出せることが期待される。弁護士には法廷技術や訴訟戦術の改善材料になる。

―刑事裁判では、量刑や有罪無罪の法的判断をする

だけでなく、まずは事実認定が求められる。

太田　その通り。ある行為が殺人罪の構成要件に当てはまるのか、傷害致死罪にとどまるのかなど、さまざまな法規範や判例に照らして推論する。これを法の解釈適用という。量刑の次は、一般人と法専門家で、法の解釈適用の際の脳活動がどう違うかを調べたい。証拠や間接事実から推論して事実を認定するプロセスの脳科学にも挑戦したい。

加藤　刑事裁判で重要なのは、合理的な疑いを挟まない程度の確実さがあるかどうかを見極めることだ。有罪とするには非常に高い程度の証明が必要で、それがなければどれほど疑わしくても無罪になる（無罪推定の原則）。こうした場合でも、既に行った量刑判断についての脳科学の実験結果のように、一般人と法専門家で相違が見られるのか、脳の動きから確かめたい。

投票関わる脳活動研究

―法的判断の他にも、人間が物事をどう「決定」するか調べている。具体的には。

加藤　例えば、不確実な状況下でどう意思決定をするのか。他の人とどのように妥協しあって「決める」のか。脳の動きから研究している。ＡＩは人間の意思決定の結果を学習しており、ＡＩの機械学習の原理は脳をモデルとしている。脳神経科学とＡＩが深く関係するといわれるのもこのためだ。

―民主主義で重要な決定とされる、選挙での投票なども扱えるのか。

加藤　政治学が専門の私が、初めてやった脳を絡めた研究がそれ。ニューロポリティクスという。２００９年に論文を出した。

太田　その時、私が予備実験でｆＭＲＩに入った。

加藤　１９９２年の米大統領選でのネガティブキャンペーン（ネガキャン）の影響をテーマにした。ブッシュ（父）とクリントン（夫）両氏の選挙戦について、当時を知らない東京大の学生たちに、実際に使われた対立候補の評判を下げる映像を見せ、支持が変化したかどうか聞くとともに、脳活動を計測した。実験前は感情をつかさどる部位か、認知コントロールに関わる部位のどちらかが動くかと思っていたが、結果は、両方の部位が動いていた。

政治学にはネガキャンを「感情に訴えかけるもの」とする見方に対し、「投票判断の材料を与えるもの」と捉える考え方もある。研究は一定程度、後者の考え方にも根拠があることを示した。選挙研究で、候補者への支持の度合を数量化するため使われていた「感情温度計」も用いて、ネガキャンを見る前後の感情温度の変化と脳活動が相関したことも大きな発見だった。候補者の好き嫌いを０から１００度までの温度で聞いた結果が、脳の活動に関わりがあるということ。

われわれ３人中心の研究体制に発展したのは、それからしばらく後。東京大が融合研究を推進する部局を募り、意外に思うかもしれないが、法学政治学研究科が手を挙げて、先端融合分野研究支援センターができたことがきっかけだった。

―研究を突き詰めればＡＩに人が裁けるか、という話になるか。

太田　そうなると思う。実際、民事事件の8～9割は簡単な事件。それらにまずＡＩによる裁判が導入されるだろう。まずは裁判官に、参考意見として事実認定や法の解釈適用を「ＡＩ裁判システム」が示す。それを参考にして裁判官が判決する。現実にそうした支援システムは、プロトタイプがもうできている。それが今、私が国立情報学研究所などと共に取り組んでいるもう一つの研究だ。

―技術的なハードルも実感している。

太田　ｆＭＲＩの解像度はまだ3ミリ立方。これでは人間の脳活動が全て分かるとは到底言えない。つまり人間の思考過程を脳細胞単位で解明したり、ＡＩとしてコンピューター上にまるごとモデル化するようなことは、まだ到底できない。

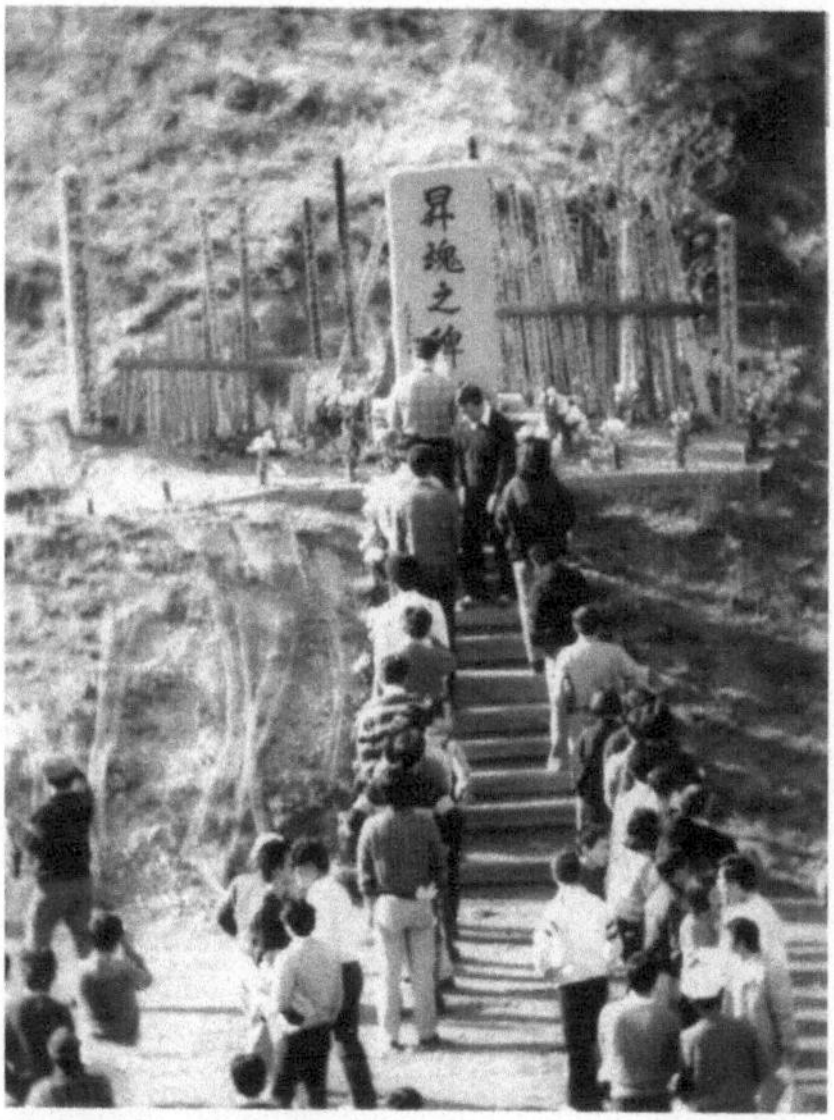

日航機墜落事故から2年後、現場の「昇魂之碑」前で犠牲者を悼む人=1987年

浅水屋　3ミリ立方は、通常ｆＭＲＩ計測で全脳を撮る際の空間解像度。その上、時間解像度は数秒程度だ。これだけの粗さで個人がどんな思考をしているか判定するのは難しい。今の研究（法的判断の構造）にしろ、一般人群と法専門家群をそれぞれ30人ほど計測してようやく、両群間の統計的な差異を示せた。ｆＭＲＩを凌駕する技術的ブレークスルーが必要だ。

AI裁判　バイアス減らす

―裁判員制度の課題は。

太田　一つは非公開で守秘義務が課されているので裁判官が評議をどう進めたかが分からないこと。米国は陪審員だけが非公開で協議する。だから陪審員に対する事前の裁判官の説示が重要で、不備を指摘され憲法訴訟になることもある。職業裁判官と裁判員が一緒に評議し、内容に守秘義務がある日本では絶対にあり得ない訴訟だ。これでは万一にチェックできない。

―ＡＩは刑事裁判で活用できるか。

太田　まずは民事裁判からだろう。ＡＩによる民事裁判支援システムだ。これなら人間のようにうっかりやミスはしない。法令・判例の変更を知らなかった、とかもなくなる。割とすぐ実用化できるのでは。

国民感情を考慮するとＡＩ刑事裁判はだいぶ先になるのでは。僕は合理主義者なので、どうせ裁判されるならＡＩに裁いてもらった方が、バイアスやばらつき、ミスがないので安心できると思うが。

浅水屋　判断より支援が現実的では。現行の自動運転技術のように。

太田　裁判支援システムなら国も導入していくだろう。現に、初歩的ＡＩも組み込んだデータベースは法の世界で活用されている。ＥＵや米国、韓国、シンガポールなどは日本より進む。

ノーベル経済学賞の心理学者ダニエル・カーネマンの「ＮＯＩＳＥ　組織はなぜ判断を誤るのか？」というベストセラー本は、人間の判断の過誤には2種類あるとする。一つは正解と判断との乖離《かいり》で「バイアス」という。正解がない課題でも差別のようにバイアスは定義できる。もう一つが、判断がばらつく「ノイズ」。ノイズには人によるばらつきと、同一人でも状況や課題類型によるばらつきがある。人間が法的判断に臨むと必ずバイアスもノイズも生じるが、ＡＩをうまく使えば減らせる。民事裁判でメリットが実感されれば、将来は刑事裁判でも利用されるかもしれない。

―研究の方向性や、神経科学やＡＩに望むことは。

加藤　ＡＩは決定する内容によっては判断できると思うが、人間社会における多くの決定はそう簡単ではない。差別の問題があったとして、どの程度までどのように平等にすべきか。基準は人間が合意しなければ作れず、仮にＡＩが提供しても、人間が合意できなければ意味はない。基準やそれを支える価値観は、時代により変わる。ＡＩより、人間の問題を先に考えるべきかもしれない。
脳が分かれば人間の「平等化」が進むのではないかとも思う。脳計測技術が発展すると、悪用されるのでは、という意見も根強いが、他者への洗脳や操作などができる人間が現にいるのに、どこまでの影響をどう与えられるのか、分からない方が危険だと思う。良くも悪くも、人間のさまざまな能力について、脳神経科学での理解が進んで初めて、良い方向で社会に共有される可能性も出てくる。

浅水屋　自分が生きている間には実現しないだろうが、測定技術が極限まで発達し、個人レベルで思想などが分かると、被験者もためらうようになるのでは。脳データを取り扱う倫理面の課題も大きくなる。

加藤　現在実現されつつある、脳が見ているものを再現するデコーディングは大変な技術だが、何を考えているかを脳から見いだすのはまた、次元が違う。

太田　法的判断の構造の研究の延長線上として、さまざまな専門家がどんな思考をして、脳活動に違いがあるのかを知りたい。例えば法律家と医師の比較。集中力の秘密とかに結びつくかもしれない。脳の可塑性は次第に明らかになってきているので、アンチエイジングのように、脳に若返る方法はないのか、と思いますね。

番外　脳外科医と認知症

神様が与えた仕事

　脳神経外科医で東京大教授だった若井晋《すすむ》（群馬県前橋市出身）は２０２１年2月、75歳で死去した。若年性アルツハイマー病とそれに伴う体調不良で２００６年に早期退官し、闘病生活を送った。妻の克子（77）や長男の真也（43）＝栃木県＝に、生前の様子や心境を聞いた。

―前橋高を経て東大医学部を１９７２年に卒業。専門を内科から脳神経外科に変えたきっかけは、研修医時代の出来事だった。

克子　勤めた病院に昼夜となく患者さんが救急搬送されてきたんですが、脳神経外科がなく、対応できなかったんですね。なら、自分で診られるようにと。

―東大病院や台湾などでの激務を経て、１９９６年に独協医科大の脳神経外科教授に就いた。１９９９年には、東大の国際地域保健学教室教授に就任。わずか数年後、若年性アルツハイマー病の兆しが表れた。

克子　東大医学部で補助金の流用疑惑が浮上し（２００２年）、彼は調査委員長になりまし

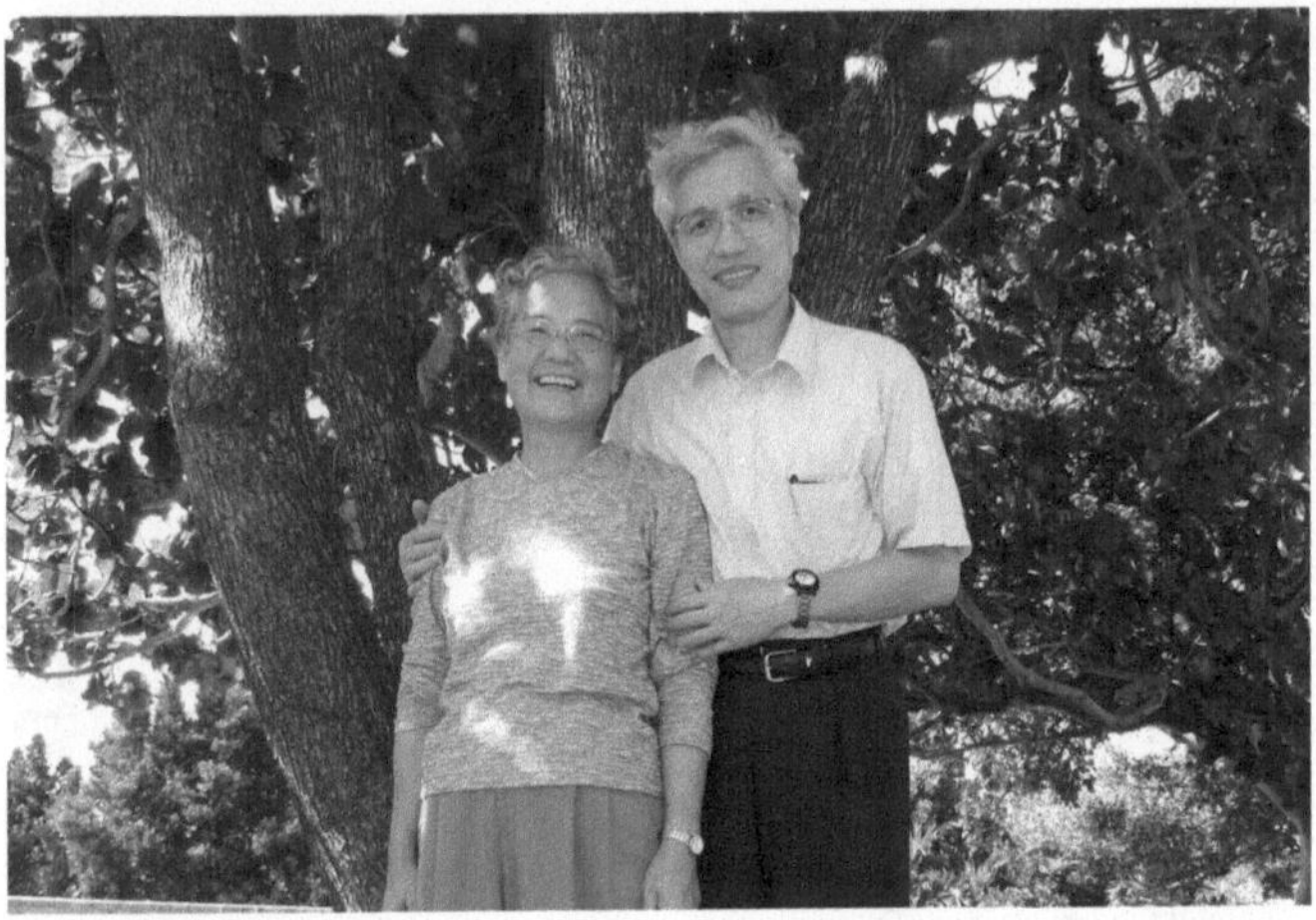

在りし日の若井（右）と妻の克子。発症後、一時移住した沖縄県内で撮影した。若井は生前、ブレインサイエンス振興財団理事長の廣川信隆と親交が深かった

た。昼夜問わず一生懸命やったんですけど、報告書が全然書けなくて。書けない人じゃない。委員長交代を、私は新聞で知りました。これは尋常じゃないなと。下痢もずっと続いていました。ただ「おかしいんじゃないの」とは、なかなか言えなくてね。

　結局、海外出張の際に帰国便が分からなくなって。彼にとっては何でもないことだったのに。１週間くらい不機嫌が続いた後で「東大を辞めるよ」と。

―ネクタイが結べなくなったことをはじめ体調は日を追って変化した。様子は著書「東大教授、若年性アルツハイマーになる」（講談社、２０２２年）に詳しい。

克子　何回も肺炎になったり、寝たきりになって運動ができなくなったり、誤嚥《ごえん》をしたり。

病気を受け入れるのはやっぱり大変で。最初はよく「なぜ僕がアルツハイマーに」と怒りました。普段、怒るような人じゃないんですけど。悔しかったんじゃないかな。私は彼の気持ちを理解するだけで、何も言えませんでした。

—塚原仲晃のことは。

克子　若井なら分かったかもしれませんね。事故死は残念で、さぞ悔しかったでしょう。

—若井の心を変えた転機が２００７年にあった。

克子　オーストラリア政府の元高官で、46歳で若年性アルツハイマー病と診断されたクリスティーン・ブライデンの講演を聴きに行きました。2千人くらいの聴衆に「この中に認知症の人はいますか」と聞いたとき、主人が手を挙げて。感動したんでしょう。私たちはクリスチャンですが、私は、神様が彼の手を挙げてくれたと思いました。

—病気になった後の若井とどう向き合ったのか。

克子　神様から与えられた仕事かなと。長いこと一緒にいると、情が湧きますしね。かわいそう、という気持ちが強かった。放っておけませんでした。

—自宅療養を貫いた。最期をみとった時は。

克子　体は動かず、声も出なくなっていました。よかったねって思いました。よく、頑張りましたって。

病受け入れ穏やかに

―認知症の患者や家族に伝えたいことは。

克子　主人は脳神経外科医として心身を酷使しましたが、病気になった後も、歩けなくなるまで23回講演しました。患者の立場で話せたのは、最後の大仕事だったのかなと思います。最初の講演は、考えがまとまらなくて、ひと言もしゃべれませんでしたけれど。

講演でも「大変だ」とは言いませんでした。「大丈夫ですよ」と言っていた。

―認知症をはじめ脳の研究に思うことは。

克子　特にありません。

私は「認知症になったから駄目」とかではなく、その先にある「死」を、皆さんに真剣に考えてもらえたら、と思います。私たちはクリスチャンですから、この病を受け入れて、やがては天国へ行ける、とか。彼もそこに至るまでの葛藤は大変でしたけれど。死の恐怖にさいなまれながら死ぬのは、やはりつらいこと。元気なうちに何か支えてくれるものが見つかれば。

真也　父は最期、落ち着いて、穏やかに受け入れていたように見えました。

単に「アルツハイマーを治す薬」というより、生きている時間を、より充実させるものが必要では。もちろん、胃ろうなどをする人を否定するという意味ではありませんが、長く生かしておくことだけではどうなんだろうとも思います。

——病気から得たことは。

真也　東大教授とかになって、ものすごく忙しそうだった。病気にならなければ、ずっと続いていたかもしれない。良くも悪くも、母親との時間が持てた。

——若井の他界後も、依頼され、人前で講演する。

克子　先日は図書館で15人くらいを相手にお話ししました。認知症に関係がない人たちがほとんど。今の時代、誰がなるか分からない。脳が病気になるということは、皆さんやはり心配なのかもしれませんね。

——前出の著書は、既に9刷まで出版された。

克子　いろいろな人からたくさんの感想をいただいています。家族が、夫が病気になりました、とか。ＮＨＫの「ラジオ深夜便」でお話ししたこともある。

——若井の出身、群馬県の人たちへメッセージを。

克子　お伝えすることは誰に対しても一緒ですが、彼は「病気になっても怖くないですよ」と言っていました。彼が伝えたかったのは、人が生まれる、死ぬというのは全て神様の計画で、私たちが悩んだり、苦しんだりすることはない、ということだと思う。お任せすれば良いのだと感じます。

先日、納骨しました。若井は今、群馬県の赤城山麓のお墓に眠っています。

第四章　ヒトとAI

ヒトとその脳の情報処理になぞらえたAIの今、未来を追う。

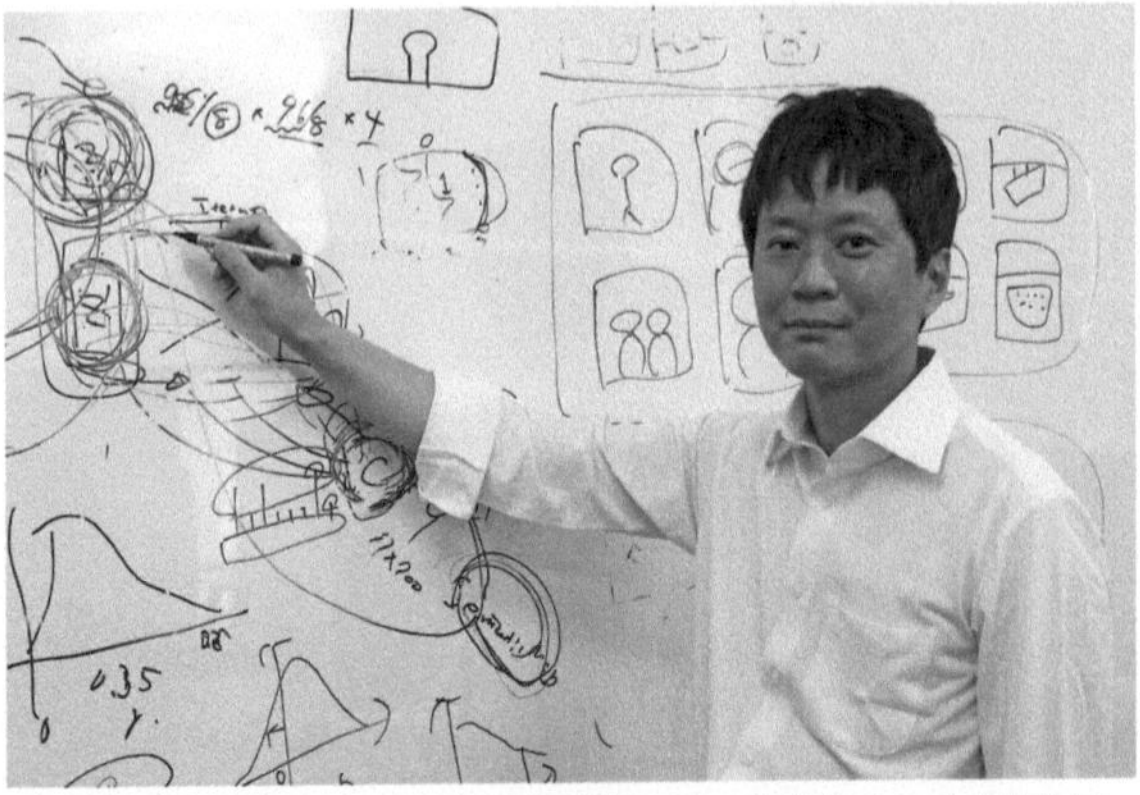

知覚や認知の脳機能が、どのような神経基盤によって成り立っているか探求する西本。脳活動から心の中を予測する「デコーディング」に一定の精度で成功した。この応用として、人間が映像から何を感じるか定量的に評価する

より人間らしい判断　追求

ユーチューブ、インスタグラム、スマホ上のゲームにテレビ。眺めていると必ず視覚に入るものがある。動画広告。食べ物、車、旅行、衣服、転職や住宅の案内まで、無数のモノやサービスを絶えず売り込んでくる。

あなたの脳にその時、提供者が意図した効果は生まれているだろうか。「かわいい」「エモい」「高級感がある」――と、脳は本当に感じているだろうか。

「一定程度は、推定できています」。大阪大大学院生命機能研究科教授の西本伸志（44）は語る。

動画を見ている人の脳活動を、ｆＭＲＩで記録した。全脳を2ミリメートル角に分けて、大人なら6万~8万カ所の反応を解析。映画やドラマも含めて何を感じているのか評価した。

脳と機械をつなげる技術「ブレーン・マシン・インターフェース」（ＢＭＩ）の一つで、心の中を予測する「デコーディング」の発展系。西本らは日本、欧州、中国で特許を取った。特許技術

デコーディング例：意味知覚の脳情報解読

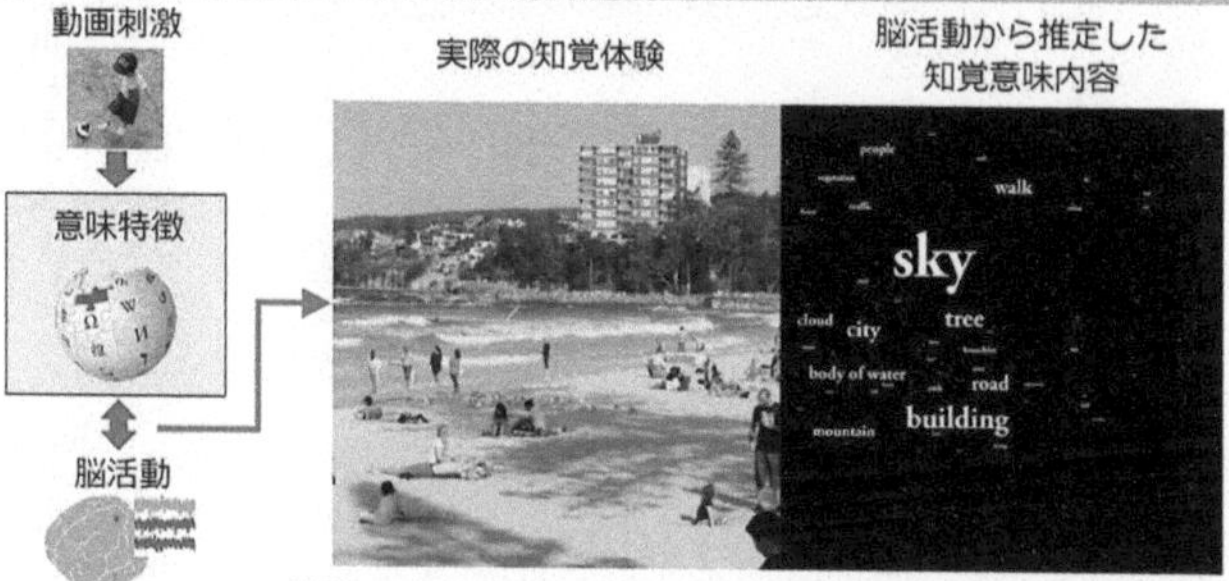

Huth et al., 2016 *Front. Syst. Neurosci.*; Nishida and Nishimoto 2018 *NeuroImage*
Nishimoto et al., 2019, 2020a/b/c/d, 2021 日本国/欧州/中国特許

を共同開発したＮＴＴデータは２０１６年、動画解析サービスとして商用化した。

西本は従来の脳研究は視覚や情動をはじめ、一部の仕組みや機能を掘り下げるケースが多かったと指摘する。「より総合的、包括的な研究を」。さらに自然な状態の脳を「定量的に理解したい」という。

動画を見た際の分析はその一環。実現は、解析などを支援する「機械学習の技術が進展したから」。つまりは、ＡＩの発達があってこそだ。

源流は、塚原仲晃にあると西本自身は感じている。

「先生は（大阪大の）生物工学科で、神経科学を『生物物理工学』として強力に推進したパイオニア」。ここを起点に脳神経系が扱う情報が注目され、系譜の一つとして、脳の情報処理を理解する素地が生まれた。こうした土台の上に「第３次ブーム」と称される現代のＡＩがあるとみる。

ここでＡＩとは何か、西本の説明で整理しよう。

研究は１９５０年代には始まっていた。機械学習はデータを分析する方法の一種で、データから法則を見つけたり、予測したりする際などに使われる。ディープラーニングは機械学習の一種。例えば、映像（入力）と、写っているもの（出力）の関係を学ぶことで、映像を識別する機能を実現していく。

人間は犬を見ると、画像情報は電気信号として神経回路を伝わり、視覚野に到着して初めて「犬」として認知する。ディープラーニングはこの構造を模している。人間の視覚系の神経回路をまねて並んだユニットが、階層性のある「ニューラルネットワーク」をつくり、情報を処理する。

機械が学ぶとは、具体的にどんな仕組みなのか。

からくりの一種が「バックプロパゲーション」。ディープラーニングに乗用車とトラックを識別させるとする。当初は間違える。間違えは「エラー」として、階層をまたいで伝わり、記憶される。「信号を送り合うことで、学習が進む」

ディープラーニングの原型の一つ「ネオコグニトロン」を１９８０年前後に提唱した福島邦彦は、日本の計算機科学の先駆者で、塚原が没した4年後の１９８９年から、大阪大基礎工学部の教授を務めた。１９９０年代中盤に、コンピューター好きの高校生だった西本の進路を、決定づけた人物でもある。

塚原は、他界の1年半前に編著した書籍「脳の情報処理」（朝倉書店、１９８４年）の序文で予見した。

〈時代の流れは新しい原理に従う計算機の出現を要求している。これは人間の脳の機能に近いものを計算機に実現させようとの原理的な挑戦であると同時に、情報化社会の中核的技術の到達点でもあろう〉

それから40年近く。西本は現在地を言い表す。

「似たようなことをしているはずだが、同じではない。ＡＩと脳を対比することで両者の情報処理をさらに詳しく知りたい」。その先に、より人間らしい判断や認知ができるＡＩの姿を見る。

人間の情動　近いものも

ネット上にある膨大な文章や画像を取得、分析し、傾向を示す。ツイッターに垂れ流される文字列から、頻出したり、特徴があったりする言葉を拾い上げるように。ＡＩの最近の使い方の一例だ。

「ただ、こうしてＡＩが処理する文章や画像の多くは」と、西本は説明を加える。「あくまで人間が出力した結果。なぜ、どうやって作られたか、という脳の情報は、含まれていない」

脳の情報処理の仕組みを活用して、ＡＩをより人間に近づけることを目指す西本。ポイントの一つに「まとまり」を挙げる。

広告、映画、ドラマ。そうした動画を見た際の、人間の脳活動を定量化（数値化）した。「脳は『まとまり』として捉えていた」

乗用車やトラック、バスなら「車」、ニンジンやタマネギなら「野菜」。

「面白いのは、人間と動物が離れていたこと」。生物学をひもとくまでもなく人間は動物の一種だが、脳内では「人間は『特殊』だった」。教科書的に「人間は動物の一種」と学習したＡＩより、脳の性質を踏まえたＡＩの方が、より人間の常識に近い応答を示す可能性があると指摘する。

「人間は社会生活を営む中で、これは同じ、違う、と分けている。ＡＩにそのグループ化ができれば、もっと人間らしくなる」

大阪大基礎工学部を２０００年に飛び級中退し、大学院を経て米カリフォルニア大バークレー校へ留学。現在は国立の脳情報通信融合センター（ＣｉＮｅｔ、大阪府）特別招へい研究員も兼ねる西本は、ＡＩに将来、人間の情動のようなものさえ備えさせることも可能だとみている。つねられて「痛い」と思うこと。人間が感じるのと全く同じような情動かは分からないとしつつ、「振る舞いのようなことは間違いなくできる」という。

人間の情動自体が、近年の研究でさらに精密に理解されてきている。

「2次元ではなく、少なくとも20次元以上ある空間の1点にある状態」と、西本は表現する。

例えば「怖い」。目の前にナイフを持った犯人がいる状態と、もらえる年金がいくらか考えた場合では、同じ言葉でも心境が全く異なることは一般的に理解できるだろう。「（情動を）より複雑で、自由度の高いものとしてみていく科学的な手法が定着してきた」

やがて脳とＡＩ、ネットの融合さえできるのか。

それにはさらに日常の脳活動を定量化する必要があるとした上で展望する。視覚情報を神経回路に伝える速度（入力）は、およそ10Ｍｂｐｓ。脳は普段からこれほど膨大な入力を受け入れている一方、出力（筋）の自由度が高くないことが壁になると受け止める。

実現の利点は。

「意思表示にしろ検索にしろ、今は全て言語に頼るが、人の考えは必ずしも言語で表現できない。脳内の情報をより直接的に取り出せれば、さらに便利になり、誤解も減るのではないか」

ロボットが「繁殖」行動

ミニ四駆のような車輪を二つ台座に付けたスマートフォンが、起立し、バランスを取ってすいすい走る。市販品に当たり前に搭載されている中央演算処理装置（ＣＰＵ）や加速度センサーが、機敏に動かす。

れっきとしたロボット。ただ、決まった場所を動き回るだけではない。

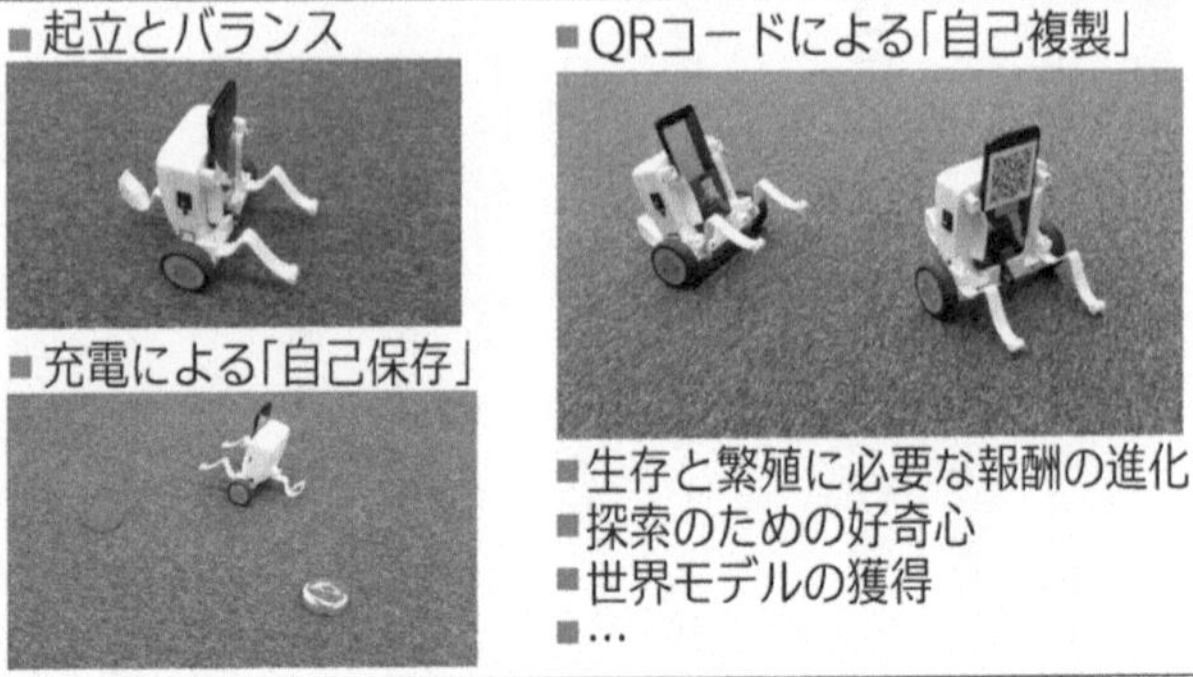

スマホロボットとその仕組み

「生存」と「繁殖」の行動を取ることができる。

「人間やその他の生き物の学習を導くのが『報酬』です。自分の行動の結果の善しあしを評価する情報。それを踏まえて次の行動を変えていく。試行錯誤と評価によるもので、専門的には強化学習と言います」。沖縄科学技術大学院大（ＯＩＳＴ、沖縄県恩納村）教授の銅谷《どうや》賢治（61）は、実験の前提を踏まえて続ける。

「生物にとって最も重要な報酬系は、突き詰めて考えれば生存（自己保存）と繁殖（自己複製）に関わること」。だから「同じようなものをロボットで作りたいと思った」

強化学習を工学的に、いかに確実に実現するか。ＡＩやその基盤である機械学習の重要な課題であり、裏返せば脳の理解に欠かせないという。

スマホロボットの生存と繁殖の行動とは何か。銅谷は具体的に説明する。

ワイヤレス充電器を見つけて、適宜充電して動き続ける。

これが生存。では繁殖とは。

スマホロボットは、行動の仕方や、何を報酬として学習するのか、どれほど先のことまで予測して動くのかといったパラメーター（値）を、それぞれ「遺伝子」として備えている。これらを、相手とＱＲコードを示し合うことでコピー（交配）する。

「この個体は今、姿勢を制御するパラメーターがコピーされたので、ちゃんとバランスを取れるようになった」。動画を示しながら解説する銅谷は、今後の目標も口にした。「実験を続けて、強化学習より一つ上の『メタ学習』をロボットで実現させたい」

基となった研究を論文にしたのは、もう10年ほど前のことになる。

当時使ったのは全長20センチほどのネズミ型のロボットで、生存や繁殖に関する基本的な考え方は同じ。電池パックを捕まえて充電することで動き続け、赤外線通信で遺伝子をコピーした。

予想外の現象も起きた。

ロボットには「よく充電されているとその遺伝子が相手に受け入れられやすい」という選択の仕組みと、コピーの際に乱数を加えるという突然変異の仕組みが入れられていた。

同じ集団の中でも、ある個体は充電されるまで電池パックを探し続けるようになった。あるいはまだ充電レベルが低くても、他のロボットを追いかけてコピーの機会をうかがったり。そんな個体たちも現れた。

銅谷らは進化したロボットたちの遺伝子を解析した。よく充電した上でコピーの成功率を高めたものと、それほど充電せずともコピーの回数を重ねて成功率を高めようとするグループ。大きく二つの遺伝的に異なる集団ができたことを確かめた。

「ロボットの世界でも、多様性のようなものが自然に生まれていた」

報酬予測し行動、学習

ロボット、人間の脳。それぞれを掘り下げ、双方から理解のヒントを得る。

同時並行的に探求する銅谷の原点は、東京大工学部時代にある。

自ら学習するロボットを作りたい。前後の足を持つ全長10センチほどの平たい形のロボットが、どうすれば上手に前へ進むか試行錯誤させた。キーワードはやはり、報酬だった。

足の開閉で、前後どちらへどれだけ動いたかを検知させた。前向きのスピードが報酬。動きをランダムに少し変化させ、よく早く前に進んだらその変化を採用し、さもなければ別のランダムな変化を加えて試した。40年ほど前のことだ。

「この頃は『強化学習』という言葉も知らなかったけれど、比較的単純なアルゴリズムで、ダイナミックな運動が学習できると分かった」。関心が人間や動物の仕組みに向いたのは、むしろ必然の流れだった。

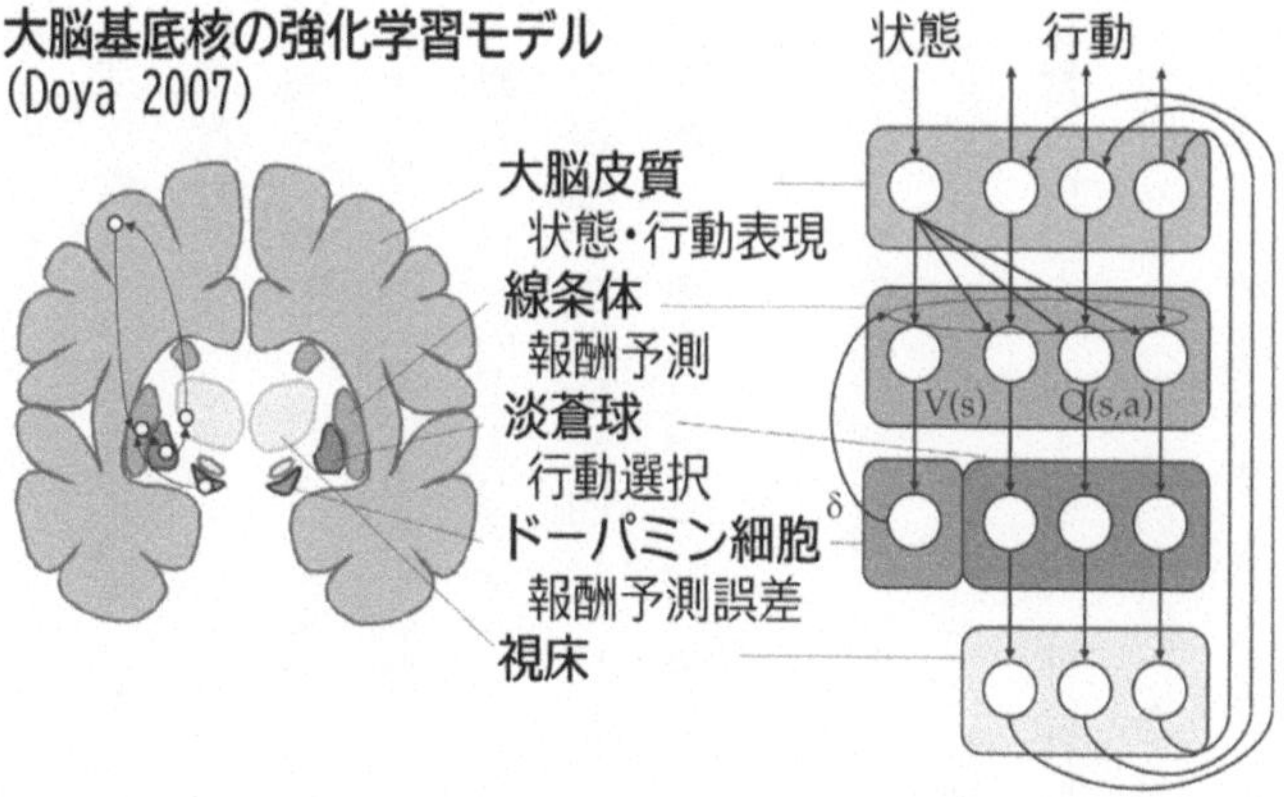

大脳基底核の強化学習モデル
(Doya 2007)

１９９１年に米カリフォルニア大サンディエゴ校の生物学科へポスドク（博士研究員）として留学、神経生物学の基礎を学んだ。後に蛍光タンパクでノーベル賞を受賞した教授、ロジャー・チェンの研究室は隣で、分子生物学の先端を垣間見た。１９９４年から国際電気通信基礎技術研究所（ＡＴＲ、京都府）に10年間在籍。塚原の弟子、川人光男の研究室で研究の幅を広げた。「自由にやらせてくれた」

２００４年からは、尾身幸次科学技術・沖縄担当相（当時）の提唱が皮切りとなったＯＩＳＴの設立準備に奔走した。２０１１年の開学と同時に教授（神経計算ユニット）に就任、副学長も務めた。知の拠点は今、２０２２年に「絶滅したヒト科のゲノムと人類の進化に関する発見」でノーベル賞を受賞したスバンテ・ペーボ（67）も客員教授を務める。

より自律性の高いロボットを作るのと同時に関心を抱

き続けるのが、人間や動物の脳の強化学習だ。キーワードに「報酬の予測」を挙げる。ある状態を取るメリットとコストはどれほどか。将来の報酬を予測することで評価される。

注目点は、大脳皮質の奥にある大脳基底核。この部位には大脳皮質とループ状につながる多層の神経回路がある。入り口に当たる線条体は、さらに奥にある黒質という部位から、神経伝達物質であるドーパミンを受け取っている。ドーパミンは報酬予測の誤差信号に応答することが、１９９０年代に報告されていた。

銅谷らはそのドーパミン入力を受ける線条体の神経細胞が、報酬の予測に関係するという仮説を提唱、実験的に明らかにした。「大脳基底核が、自分の今の状態での報酬の予測を基に行動を選び、実際に得られた報酬との誤差を基に学習する形で、強化学習に非常に重要な役割を担っている」

そもそも強化学習の理論面の源流は、動物の行動を観察し、どんな条件なら学習するかを調べる心理学にある。得られた「報酬の予測」が学習の鍵だという知見から、ＡＩ研究者が強化学習の理論を作り上げた。神経科学は、こうした領域と触発し合い発展。今や、ロボットやＡＩの研究とも表裏一体の関係にある。

銅谷は、神経生理学者でありながら理論面を重視した塚原をこう評す。「僕たちが今のような研究ができる礎」。だからこそ第21回（２００６年度）の塚原賞を受賞した時は、心から光栄に感じた。

「意識」の役割は何か

既に、ロボットに「生存」と「繁殖」を実現させた銅谷。ＡＩはいずれ、「意識」さえ持てるのか。

「定義次第」と断った上で、銅谷は言う。「僕たちが考える意識は、一種のシミュレーションです」

ある状態からある状態を選ぶと、次はこの状態になる。過去の状態と行動から今何が起きているか推定したり、どんな行動をすれば望ましい状態にたどり着けるか計画したり。このシミュレーションを脳が行うことができれば「さまざまな行動が、より効率よくできるようになる」。それこそ意識が進化してきた理由かもしれないと捉える。

ロボットでも実際、既に実現されている。

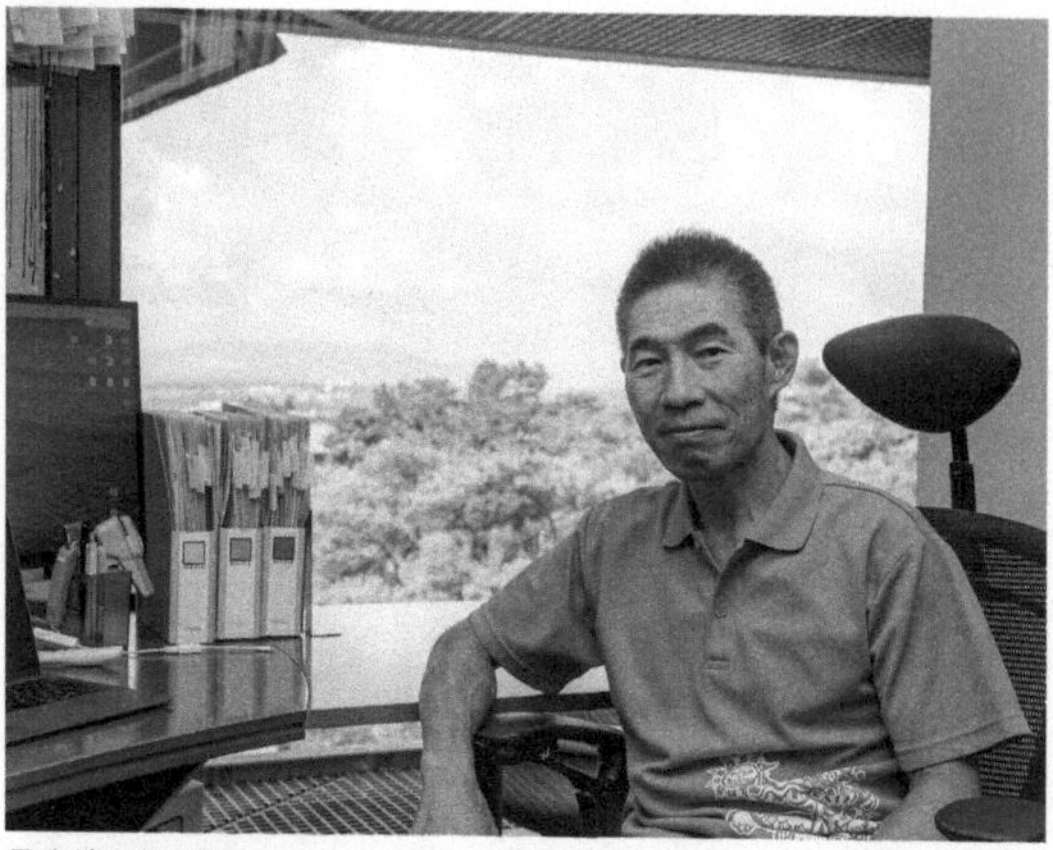

最先端を行く銅谷

銅谷は体の動きの予測モデルを導入したロボット

に、モーターは動かさずオフラインの状態で、どんな制御をすれば上手に姿勢を保てるかシミュレーションさせた。非常に少ない数の試行で学習できた。

人間の脳内でどう成り立つかも確かめた。ｆＭＲＩで簡単なゲームをする被験者を計測。指を動かす前に、事前に学習した予測モデルを使って、どのキーをどの順番で押せば良いか探っている時、大脳皮質と大脳基底核、小脳をつなぐ神経回路の活動が確かに高まった。

「脳内シミュレーションをすることで限られた情報から現状を正しく認識したり、より望ましい状態に向かう行動を計画できる。これこそが意識の役割では」

同じようなシミュレーションの実用例が天気予報だという。衛星など多様なセンサーから送られるデータを参照して内部の変数を修正し、現状を把握し将来を予測する。多様な感覚信号を統合して自分のいる世界を再現し予測するという意味で、意識に非常に近いとする。

ヒトとＡＩの境界線は。

「全然異なるのはハードウエア」。ディープラーニングを搭載したＡＩが数メガワットという膨大なエネルギーを消費するのに対して、20ワットほどの人間の脳。今は、神経回路を模した半導体チップを作ろうという動きも盛んだ。

データ処理の効率も違う。ネットで集めたデータやシミュレーターによる莫大《ばくだい》な量のデータから学習するＡＩに対し、人間は少ない数の経験で学習できる。

ＡＩはまた「与えられた目的関数を最大化するためだけに学習する」。裏返せばそれしかできない。場合によっては最大化のために誤動作、副作用を起こす。「置かれた状況下で、何をすれば良いか見つけることが大切」。報酬を自ら見つけることこそ第一歩とする。

一方でＡＩは、今後ますます人間社会に入り込む。新しい社会や科学、文化を築く可能性がある半面、危険性も生じる。肝心なのは「予測と仕組み作り」だ。

三権分立、情報公開制。権力の集中が生む強権や不正による悲劇の歴史から紡がれた人間社会の知恵だ。ＡＩも、ソースコードや学習データを公開した複数のプログラムが、互いに監視し合いながら協調する仕組み作りが肝心だという。

脳はかつて、理性的な大脳皮質が感情的な扁桃《へんとう》体を押さえ込むと考えられていた。最新の研究で、利己主義に走る大脳皮質を、平等を重んじる扁桃体が抑制する効果があると分かった。

「狭い目的に向けた合理主義は持続可能でない。協調的になる仕組みがそのコアの部分に備わっている。脳に学ぶべき点は、まだ非常に多い」

直観の正体　棋士で立証

多面指し。将棋で1人が同時に複数の人を相手にして、盤を移動しながら一手ずつ指す勝負をいう。プロ棋士が子どもたちを相手に、矢継ぎ早に駒を繰り出す対局が代表的だ。

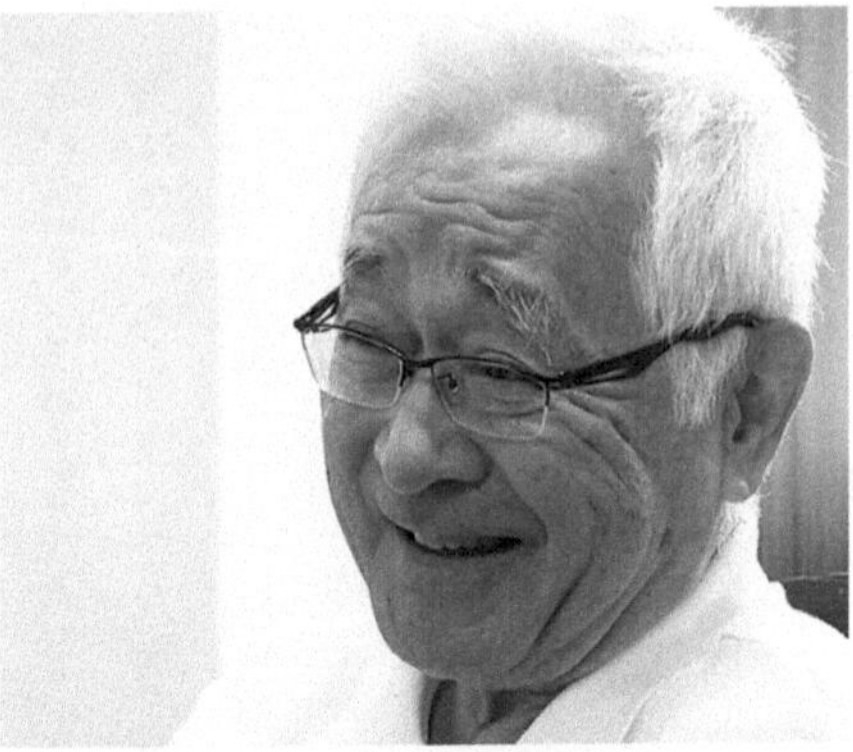

「最近のディープラーニングは、超並列で何層もある回路が、ネットワークの性質として答えを自然に導き出す。一方で答えが出た過程をたどるのは難しい。直観によく似ている。脳の古い部分はそういうことをやっている」と話す田中

一手はわずか数秒のケースも。人間になぜ、そんなことができるのか。

田中啓治（71）＝理化学研究所・脳神経科学研究センター特別顧問＝は言う。「プロ棋士の高い能力の基礎は、深い読みではなく直観。だから多面指しができる」

1989年から理研に所属、チームリーダーなどを歴任した。視覚の連合野、行動をつかさどる前頭連合野。広範な角度から脳に迫った田中が「将棋と脳」をテーマに据えたのは、2009年のことだった。

「プロ棋士はすごい。脳を調べてみませんか」。日本将棋連盟会長だった米長邦雄は、理研での文化講演で呼びかけた。

当時理研の脳科学部門のリーダーだった伊藤正男に背中を押されたこともあり、田中は応えることにした。こう振り返る。「チェスで心理学的な研究はかなりあった。そこに『直観が大事』とあった。直観って何だろう。面白そうだと」

連盟と協力し、富士通の支援も得て研究を始めた。

田中が直観の脳メカニズムに迫るため、用いたのは詰め将棋だった。

あらかじめ駒が配置された局面から、王手を連続して相手の玉将を詰めるゲーム。実験では最初の一手だけ答えてもらった。新たに180問用意し、各問題をプロ棋士に1秒だけ見せ、次に四つの選択肢を示し、2秒以内に一つを選んでもらった。正答率は約70％（アマチュア棋士は30％）。fMRIで脳活動を調べた。

伊藤の予測は小脳の外側部だったが、田中の結果は違った。

尾《び》状核《じょうかく》。大脳皮質の奥にある大脳基底核の一部に、活動があった。「非常にクリアな結果だった」

一方で、誤答した問題を8秒間「じっくり」考えてもらうと、順序立てて思考する時に働く大脳皮質だけ活動した。アマ棋士の場合は1秒でも8秒でも大脳皮質だけが働いた。傍証からも尾状核の活動こそがプロ棋士の直観だと立証した。

「大脳基底核は習慣的な行為を記憶し、実行する部位。熟練作業に必要だけれど、まさか直観まで」。羽生善治では、とりわけ尾状核の活動が顕著だった。

プロ棋士が尾状核を働かすのは訓練の成果か、先天的な資質か。田中は未経験の学生20人に4カ月間、本将棋を簡略化した「5五《ごご》将棋」を、毎日1時間練習してもらった。訓練前になかった尾状核の活動が、訓練後には現れた。訓練で能力向上が大きかった学生ほど、活動が大きかった。

進化的には脳の古い部分である尾状核は、普段の生活でも使われている。「人間は生きる上で多くのことを、習慣的にやっている。いちいち意識的に考えていたのでは間に合わないし、くたびれる」。そうした部位を突き詰めて、将棋のような複雑なことにも使っているのが、直観の正体だった。

厳しく、温かかった師

1985年8月12日、午後11時過ぎ。

田中は勤めていたNHK放送科学基礎研究所（東京・世田谷）から帰宅した。血相を変えて飛び出してきた妻から、日航機墜落事故の一報を聞いた。

羽田空港へ車を飛ばした。「何か分かるかもしれない」。何も分からなかった。師、塚原の遺体が確認されたのは、2週間ほど後のことだった。

16年前の1969年、高校3年生だった田中。東京大は大学闘争で入試がなかった。理科一類、二類と「大ざっぱな選択しか求めない」東京大に対し、他大学は一つの学科を選んで願書を出さなければならなかった。学科選択の準備ができていない自分に気づき、田中はがくぜんとした。

反省と熟考の末、まずは研究者になろうと決めた。大阪大基礎工学部生物工学科を選んだ。これが「大当たりだった」。

「脳と複雑な工学機械のシステムを、共通の原理で考える。そんな米科学者の提唱を基に、脳を境界領域的に理解しようと。非常に新しい学問分野だった」。母校の特色をこう語る。教授は工学系と物理系が2人ずつ、生化学系が1人。もう1人が神経生理学の塚原だった。「36歳。抜群の若さで教授になった」

田中は塚原研究室の3期生に当たる。

他の教え子たちと同様、研究や研究室運営に一切妥協しない塚原の姿勢を記憶する。毎日の昼時のセミナー。メンバーが集まり論文を紹介して議論した。前日失敗した実験を繰り返すため黒板に「セミナー中止」と書いた田中。塚原に思い切り叱られた。「やらなければ駄目だ。セミナーは代わりに私（塚原）がやる」

15年後、田中はチームリーダーになった。「研究室をいかにアカデミックで厳しいものにするか。自分で主宰するようになって、意味が良く分かっ

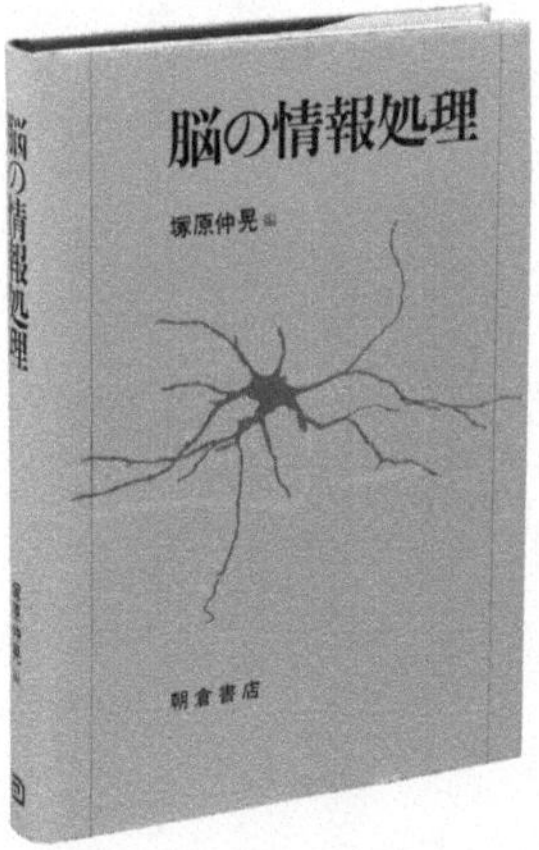

塚原が編著した「脳の情報処理」（1984年）。執筆者の1人が田中だった

た。大学なら教授、理研ならチームリーダー。主宰者の意識一つで、研究室は変わる」

田中はまた、塚原の別の顔も覚えている。学部卒業式の日。「懇親会後、クラスメート10人ほどで教授の家に押しかけようとなって」。１人目には断られた。２人目の塚原。「ぜひ、来なさい」。妻の真佐子と歓待してくれた。「飲み過ぎて、ソファの後ろで寝てしまって」

数年後、東京で田中が自分の結婚式を開いた際は、２次会まで来てくれた。

毎日のように顔を合わせたのは修士課程までの約3年間。だがその後も、田中は塚原を常に意識していた。事故の半年前、塚原が大会長を務めた大阪大での学術集会。田中は米国留学後に始めた新しい研究の成果を発表した。会場には塚原の顔があった。この集会の剰余金が原資の一つになった塚原賞を、田中が受賞したのは第8回（１９９３年度）。集会の主催団体は後に日本神経科学学会へ発展、田中も２０１４年から3年間会長を務めた。

神経生理学を起点に、分子生物学まで研究手法を伸ばそうとした塚原。田中も視覚野から研究を始め、やがて研究対象を大きく広げた。「君は若くして独立したから大変でしょう。しかしその経験は将来、必ず生きる。私がそうだった」

塚原の言葉を、田中は今も忘れない。

「温かい先生だった」

事故防止へデータ分析

渋谷駅（東京）から歩いて数分。洗練された室内の一角で、パソコン画面に一般道路が映し出された。

「走行中の試験車両がリアルタイムで送ってくる実際の映像です」。ＳＵＢＡＲＵ（スバル）の林正裕（42）は説明する。これをこの部屋で随時解析していく。データを絶え間なく蓄積するのは、ＡＩだ。

群馬県の太田市と大泉町に生産拠点を置く完成車メーカーは２０２０年12月、ＡＩ開発拠点として「ＳＵＢＡＲＵ　Ｌａｂ」を設けた。「30年に死亡交通事故ゼロ」を目指して、技術を磨く。

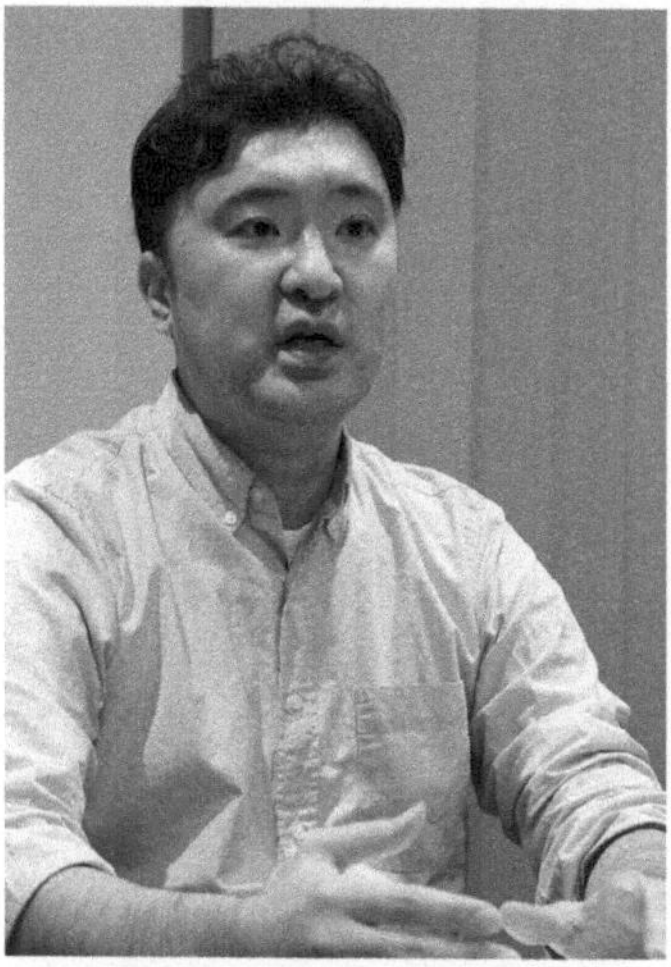
「運転に求められるのは認知や判断、制御。AIに全て、という訳ではなく、まずは認知機能を担ってもらう」と語る林

現実の道路状況をＡＩに覚え込ませて、どう事故を防ぐのか。

「アイサイト」。業界に先駆けて独自に生み出した運転支援システムで、今は4代目が走る。事故防止の柱の一つが、衝突回避機能である「プリクラッシュブレーキ」。フロントガラス上部のステレオカメラが道路上の物体を認識、必要に応じて車が自動でブレーキをかける。刷新のたび、捉えられる映像をモノクロからカラーへ、視野の拡大へと進化を続けてきた。

２０２２年9月には新型車「クロストレック」（国内販売は２０２３年以降）に「3眼」を搭載すると発表した。広角カメラをもう1台増やすことで視界をなお広げる。

もう一つの柱が、ハンドル操作や加減速を自動で制御する「ツーリングアシスト」。高速道路で既に実用化されている半面、一般道で使えるようにするにはまだ壁があるという。見通しが良い高速道路に対し、一般道では白線が消えかかっていたり、なかったりする場合も。無数にある交差点や丁字路もまた、ハードルを高める。

課題解消に白羽の矢が立ったのがＡＩだった。

「ディープラーニングに『推論』させることで、今まで難しかったような状況も対応する」

蓄積させたデータは多ければ精度が上がる一方で、「おかしなものが入ればノイズとなり、精度が落ちる」。それが積み重なれば最悪、事故にもつながりかねない。データの取捨選択も大切だという。

一般道での実用化は20年代後半を目標にする。これをはじめとしたＡＩ技術の開発に向け、重要と位置づけるのが人員の確保。一環として２０２２年1月末までの2カ月半、外部人材にデータ分析を競ってもらうコンペティションを初めて開いた。アイサイトの画像データ12万枚以上を広く公開し、物体速度の検出アルゴリズムを募った。最優秀者に１００万円を贈ったほか、これをきっかけに実際の採用者も生まれた。

ＡＩは生産現場にも投入され始めている。1月末から群馬製作所大泉工場で、エンジン部品「カムシャフト」の研削精度の判定を開始。人間が目視で確かめていた工程を、設備に接続した各種センサーデータからＡＩが推定し、部品の表面の粗さといった品質が基準内かどうか自動で判定する。

日本経済の屋台骨である自動車大手にも、ＡＩは着実に急激に浸透している。

「早過ぎた」学習理論

数理の立場で物を見る。数学的な思考で、世界の不思議を解き明かす。

甘利俊一（86）はこの姿勢で、人間にとって最大の秘密である脳について考えてきた。もう半世紀になる。

東京大名誉教授、理化学研究所栄誉研究員、文化勲章受章者。そうした重みをいささかも感じさせない人格者が、自身の理論を初めて国際的な学術誌で発表したのは、１９６７年のことだった。現代社会の基盤と化しつつあるＡＩの、源流の一つになった。

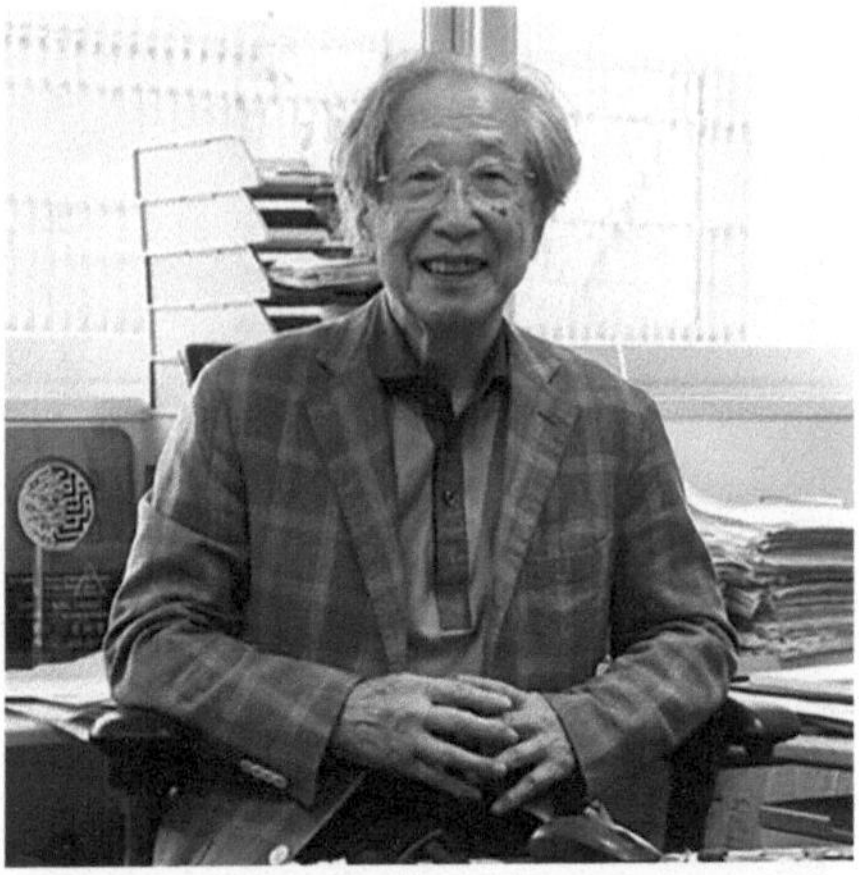

「AI研究は社会の発展の一形態。止めようはないし、止める必要もない。だから取り組む人は、それに伴う社会の仕組みに敏感であってほしいし、可能性と危険性があることを語ってほしい」と話す甘利

パーセプトロン。１９５０年代後半に米心理学者が提唱した学習機械を指す。「人間の知的な働きを、コンピューターに応用を」。要は、脳の手法を模す。

実現へ採られた手法はこうだ。情報を①入力層②変換する複数の中間層③出力層―を経させることで、機械自体に学習させ、答えを出させる。甘利によれば、基本的には今隆盛のディープラーニングと同じ仕組みで、第１次ＡＩブームに火を付けた。

東大博士課程を修了した甘利が九州大の助教授に就いた１９６３年、ブームは既に下火だった。若き数理工学者はそれでもなお関心を持っていた。

「パーセプトロンは脳がモデル。『学習』の時にどんなダイナミクスが起こるのか。分かれば、脳の情報処理を解明できるのでは。そう感じたんですね」

当時のパーセプトロンには一つの壁があると、甘利は感じていた。学習の基本は「脳であれば出力を誤った時、シナプスの効率を変えること」。対して当時のパーセプトロンは「最後の出力層

だけで誤りを訂正し、学習していた」。全ての層でゼロか1、つまりデジタルの情報処理をしていたのが原因だったという。

人間の脳のように中間層でも学習させるには、どうすれば。甘利はひらめいた。「ゼロか1をやめて実数をとる。シナプスの結合の重みを変えれば、中間層も学習する」

確率降下学習法。定式化した理論をこう名づけた。原理は自著「脳・心・人工知能　数理で脳を解き明かす」（講談社ブルーバックス、２０１６年）に詳しい。

発見はしかし、世に響かなかった。ブームの終焉《しゅうえん》、低性能なコンピューターによる検証の困難さ。「早過ぎた」との評価が一般的だ。

同じような考え方を基にしたバックプロパゲーション（誤差逆伝搬法）という理論を、米科学者らが発表したのは15年ほど後。第2次ＡＩブームのけん引役となった。甘利は笑う。「確かに私が書いていないこともあるけれど、誰も『再発見』とは呼ばない。歴史は断絶しているから」

塚原との交流はこうした時代だった。

大阪大での集中講義や脳の総合研究で親交を深めた。甘利は塚原の小脳研究を引いて回顧する。「興奮と抑制の神経系をつなぎ、回路にすると振動現象が起こる。自分の考えとぴったり合った」

出張後の朝、妻にたたき起こされ、新聞で事故を知った。「そこからが一番力の出る時期だった」。

悼みつつ、言い切る。「阪大の基礎工から、あれだけの人たちが出た。彼は本当に優秀な人材を育てた」

本質の探究　人間だけ

「予想を超えてすごい」

ＡＩの父の一人、甘利は、最新のディープラーニングをこう評価する。

代表例は言語翻訳。以前は単語を訳すのが精いっぱいだった。画像認識で認めた犬を、スピッツ、秋田犬―と判断するように。

しかし進化は著しい。目覚ましさは、文章自体を訳せるようになったことに如実に表れる。「既に皆さんお感じでしょうけれど」と甘利。「翻訳ソフトはたくさんあって、時々おかしい訳もするけれど、それを参考に人間が推敲《すいこう》すれば、十分に良い文章ができる」

ディープラーニングがここまでできるとは、甘利自身も含めて、以前は誰も予想しなかったという。発展を支えたものは何か。「学習するサイズを大きくしたこと」に他ならない。

情報をやりとりする「中間層」の数を増やす。数段ではない。米グーグルをはじめとしたＩＴ界の巨人は、圧倒的な計算能力を誇るコンピューターや優秀な人材を武器に、１００段、千段の増設を実現させていった。

数理工学者という理論家の立場からすれば「複雑過ぎるモデルは良くない」とも感じる。増えるノイズ、それに伴って生じる非一般化。だからこそ甘利は、階層数を増やすことで成功を導いた手法がうまくいったこと自体に驚きを隠さない。

「ようやく最近、この現実に対応する理論が出てきた」と説明する。

ＡＩが情報処理能力で人間を上回ったのははるか遠い昔。今や現代社会のあらゆる場面に顔を出す。甘利は一方で、限界も見る。

与えられたデータを基に規則を抽出するディープラーニングの仕組みはそもそも、人間がかねて取り組んできた行為だ。例えば天体観測。人間は夜空を眺め、日食や月食を予想し、やがてケプラーの法則やニュートン力学を生んだ。

「ディープラーニングはいわば、非常にうまくいく実験式を作る。対して人間は、その奥にある、なぜこの実験式はうまくいくのかという法則を探る。本質の理解。この探究は人間だけができるもので、ＡＩには非常に厳しい壁がある」

人間はそうした探究のモチベーションを、進化の過程で得てきたという。「社会を築き、人と人との関係を持って人間は栄える。だから心を、意識を持って社会をつくってきた。そこで同情や共感が生まれた」

誰しも認める強力なＡＩは、今後さらに進化する。「職を失う人も当然出るでしょう」。それでも、と甘利。「人間は技術革新のたびに、高めた生産力に見合う仕事を生んで、繁栄を手に入れた。だから今、大切なのは新しい仕事を作ること。遅れているのは、知的な仕事をどんどん生み出す社会設計ですね」

探究心—。人間とＡＩを分けるこの心の働きの果てにこそ、現代社会やＡＩは誕生した。「政治も経済も今の日本はひどいけれど、戦前や戦後、お金のない時代でも、物理や数学をはじめ学術の分野で、世界的な仕事は出ていた。この閉塞《へいそく》感をどう突き破るか。日本はまだ、立ち上がれる」

番外　地方と研究

発見には予算広く多く

前橋工科大学長の今村一之（67）に、専門とする脳科学や、地方大学での研究の意義を聞いた。

―群馬大大学院医学研究科で、嗅覚に関する前頭葉神経細胞の発見で注目された高木貞敬《さだゆき》に、神経生理学の基礎を学んだ。伊藤正男と塚原仲晃は当時、神経生理学をリードする「二大巨頭」だった。

思い出深いのは、大学院生として参加した鳴子温泉（宮城県）での研究会。懇親会で先生（塚原）と初めてお話しした。緊張もしたが、大変光栄だった。弟子である森憲作（東京大名誉教授）にいろいろと教わっていることを伝えたら「彼は優秀だよ」と。

―日航機墜落事故は自身が米国留学中に起きた。

まさか、だった。

群馬大で指導いただいた森が、何度も御巣鷹に足を運び、先生を探した。「あんな彼は初めて見た」と、後に仲間から聞いた。

―自身は視覚系の可塑性を研究してきた。

具体的には、眼球は正常なのに、脳が変わることで見えなくなる「弱視」と視覚野可塑性がテーマ。原因の代表例は、子どもの頃の臨界期に眼帯をしたり、片目の機能を阻害したりしてしまうこと。この時のシナプスの可塑的な変化を制御する機構について調べた。その上で、シナプスの可塑性を増強できれば、新たな機能回復の手法ができるのではと考えた。

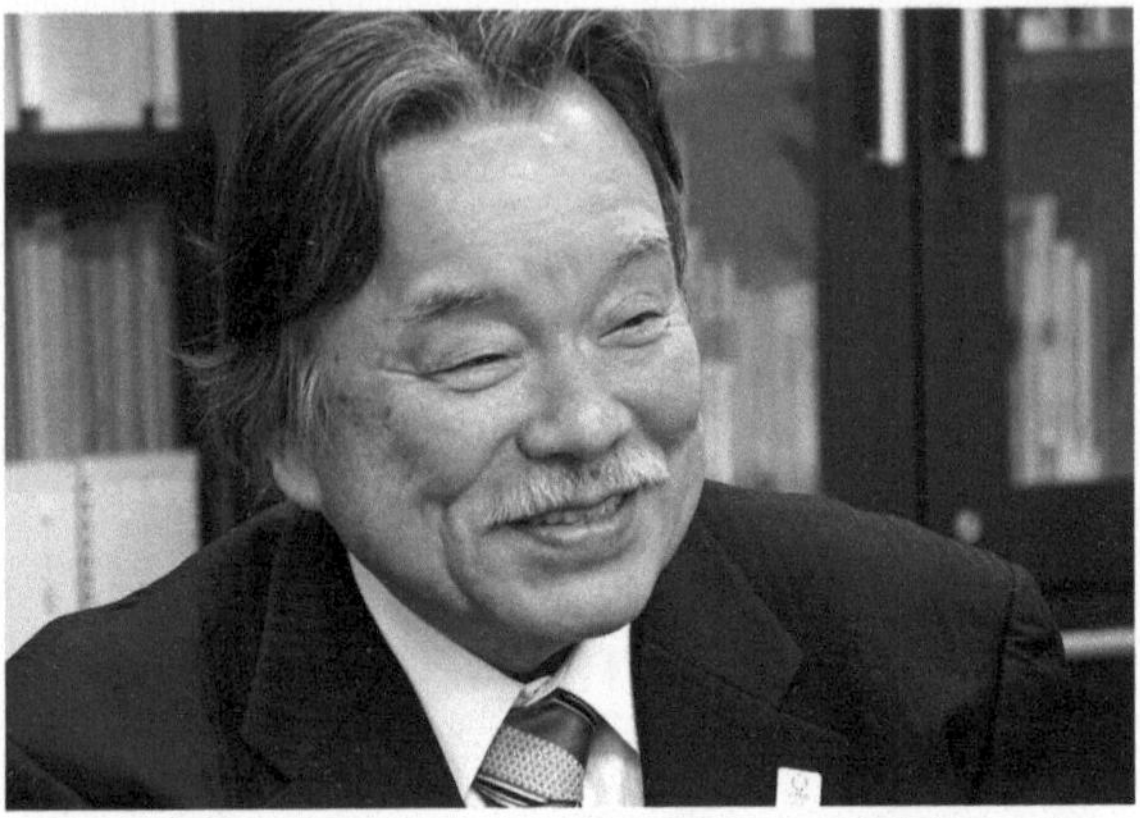

いまむら・かずゆき　大阪バイオサイエンス研究所、理化学研究所副チームリーダーなどを経て、2008年から前橋工科大システム生体工学科教授。2021 年から現職

―脳科学の妙味は。

一つの素子として神経細胞を捉える人、イメージングの手法で全体を見ようとする人、あるいは「脳は血管の塊」と受け止める人。それぞれの分野で進められた研究が、統合されつつある。「社会脳」という考え方も生まれてきた。個人的に今、最も関心があるのは自意識の問題。やはり脳研究者の原点だと思う。

―基礎研究の一線から大学の経営側に移っ

た。地方の公立大学の現状は。

国立大学法人と異なり公立大学の予算は、設置者である地方自治体を介して来る。前橋工科大の場合、前橋市から市の交付金として入る。市の財政状況が飛び抜けて潤沢だと言えないのはご承知の通り。これに伴い前橋工科大の経営環境も当然、易しくはない。

日本人の最近のノーベル賞受賞者（自然科学分野）の研究成果は、多くが何十年も前のもの。当時は大学に割と広く潤沢な研究費が配られていた。だからいろいろな人が、それぞれの視点で研究を進めることができた。大発見は他人が注目しないことをコツコツやった人々から生まれた。

「選択と集中」の今、予算は「成果」を挙げた人や場所に集中投下される。ある意味、企業論理で、投下されない場所は研究費の獲得だけで力尽きてしまう。多額を一点に、ではなく、広く行き渡らせる必要があるのではないか。

天文学的な数の神経細胞それぞれに欠かせない役割があるように、地方の公立大学だからこそできて、やるべきことはある。

第五章　可能性

国内外の科学者たちと脳の可能性に迫る。

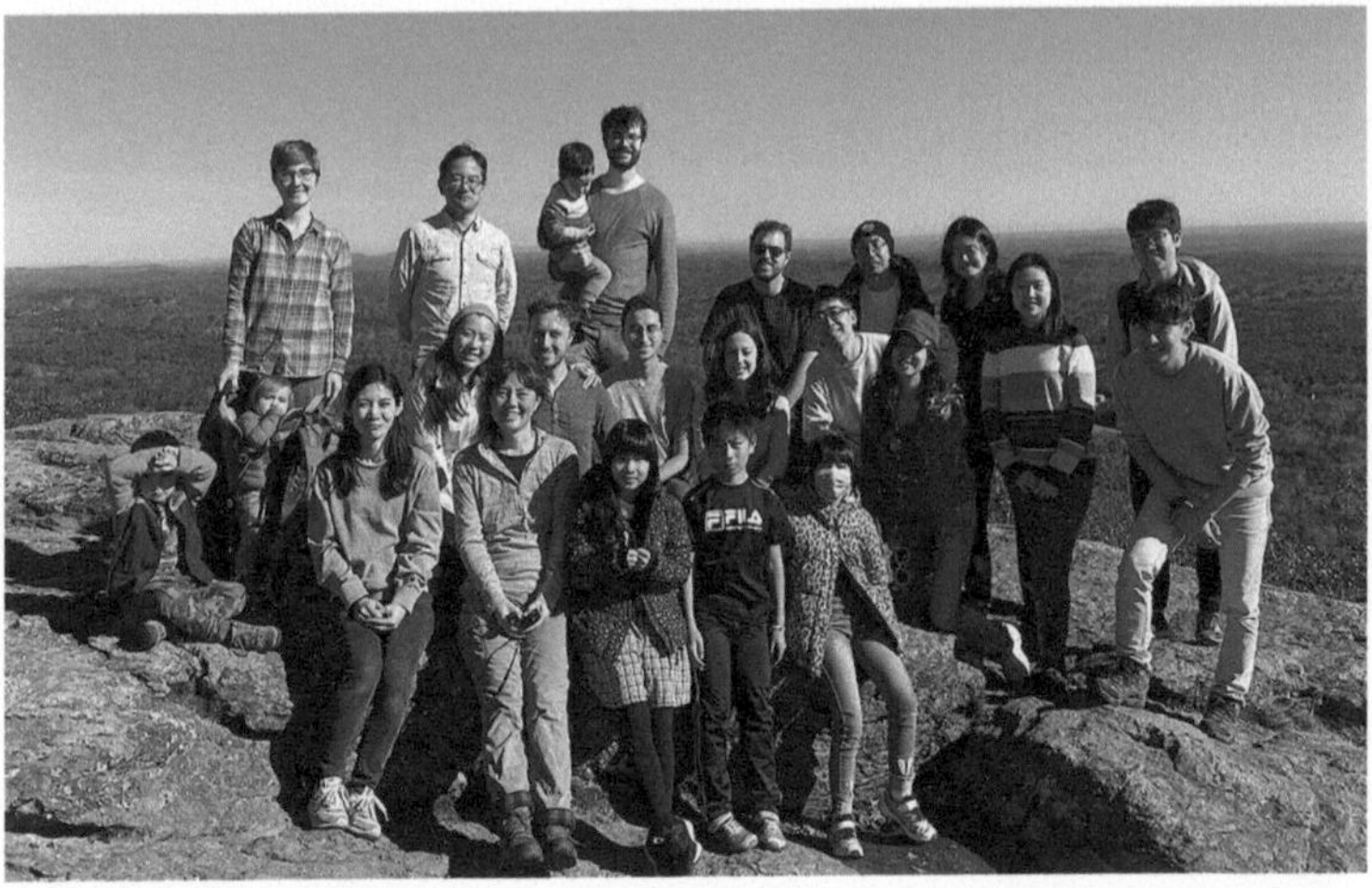

研究室員と写る内田（後列左から2人目）。ハーバード大に学ぶ日本人は、韓国人や中国人に比べ圧倒的に少ない。内田は母国からの学生が増えることを望む

邂逅が転機　嗅覚研究

人生は時に、解き明かせぬ因果に左右される。塚原仲晃が御巣鷹の尾根で命を絶たれたように。

予期せぬ瞬間は一方で、後に歩む道を決定づけることがある。

内田直滋（53）。米ハーバード大・分子生物学部教授もまた、研究者としての原点に偶然があった。

心や意識、精神はどうやってできるのか。受精卵が赤ん坊になり、育つどこかで意識が生まれてくるのはなぜなのか。不思議に思ったのは30年以上前、京都大の学部生の時だった。

大学院は、細胞接着分子のカドヘリンを発見した竹市雅俊（1988年度に第3回塚原

賞）の研究室へ。シナプスを接着する分子の有無、神経回路の作られ方。電子顕微鏡で成果を挙げた内田の関心は、1997年に博士課程を修了する頃、脳のより生理学的な機能へと向かった。探究へ、理化学研究所の狩野方伸（2001年度に第16回塚原賞）の下に進もうと決めた。

内定していた進路は、狩野の金沢大移籍によって突如絶たれた。

「困った」。偶然はその先に待っていた。

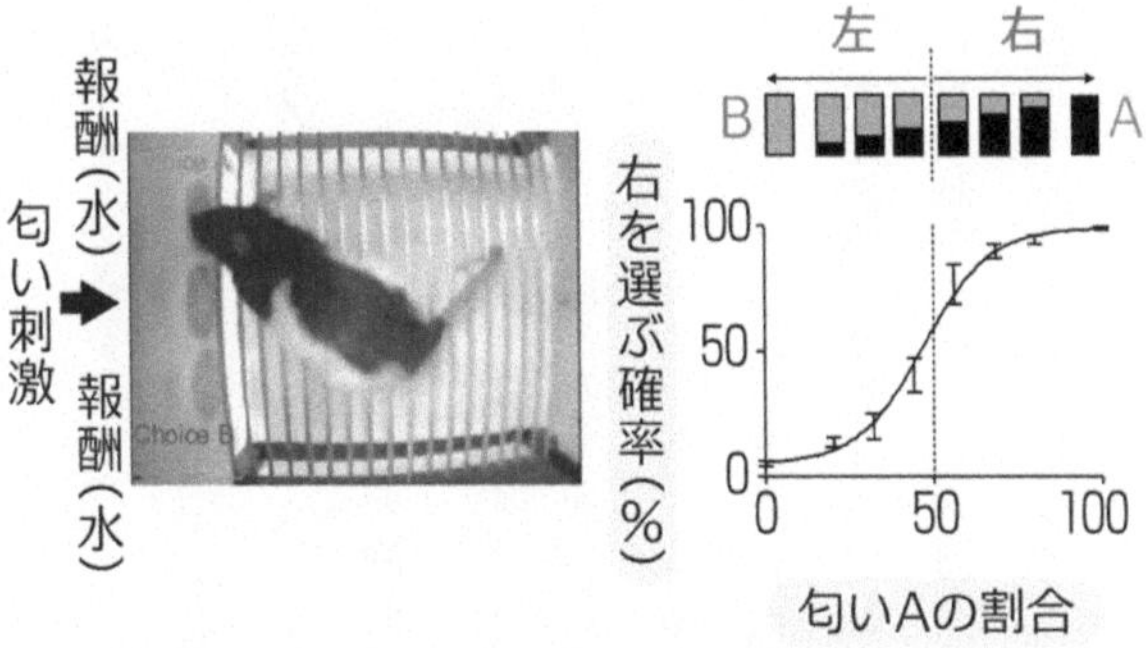

精神物理実験の様子。ラットは匂いに応じて左右の報酬を選ぶ。匂いは二つ混ぜたものが使われ、比率によってどちらの報酬を選ぶかが変わる

森憲作。塚原の下で神経科学を修め、群馬大医学部に勤めた後、理研で研究室を主宰していた。行く先の定まらない内田が、京都から埼玉県の理研施設へ向かう新幹線のホームで鉢合わせた人こそ、森だった。

面識はあっても、話し込むのは初めて。内田は隣席の研究者の語り口に引き込まれた。「面白そうだ」

15年余り後、世界最高峰の名門大で教授に就く内田にとって、転機であり、礎となる邂逅《かいこう》だった。

嗅覚。専門とする森の下で、内田が初めて学んだ五感の

一つだ。脳の記憶の中枢へ直接的に情報が入る点や、マウスやラットで行動実験する際の訓練が効率よくできることが魅力だという。つまり「より簡単に、面白い実験ができる」

匂いの情報は、脳内で①嗅球②嗅皮質―という神経回路の順に処理される。ただ当時は、詳細な仕組みは分かっていなかった。内田は森研究室で、実験動物にアルコールや酸を嗅がせ、活性化される神経回路を特定。脳内の「匂いの地図」を作り上げていった。

理研にはこの頃、塚原の弟子の田中啓治もいた。内田はここで、田中の共同研究者だった谷藤学から、脳活動を画像化する技術（内因性シグナルのイメージング法）を学んだ。

２０００年から米コールド・スプリング・ハーバー研究所に所属した内田。６年後、ハーバード大に移るきっかけとなった代表的な業績の一つは「意思決定」に関するものだった。

意思決定に関与する神経細胞は、どうすれば見つけられるのか。当時はサルに程度を変えた視覚の刺激を与え、脳内の反応を見るのが主流だった。内田はこの「精神物理実験」を、より訓練しやすいマウスやラットでできないかと考えた。

嗅覚を活用した。

２種類の匂いを用意し、混ぜる比率を変え、マウスやラットに嗅がせることで実現した。今や世界中で使われるようになったという実験手法の誕生だった。43歳でハーバード大教授に就き、２０２３年１月で10年。２０１７年度に第32回塚原賞も得た。

世界の神経科学を俯瞰《ふかん》し、意識は解き明かせたかと思うか。「まだ全然、進んでいませんね。そもそもなぜ、物質から精神ができるかが分からない」

とりわけたどり着けていないのが、主観的な意識体験の正体だという。「ある神経細胞がどの意思決定に効いているとかは急速に分かってきたけれど、脳全体のシステムを理解するのは、まだまだこれから」

ミクロとマクロの研究をどうつなげるか。塚原が急逝する半年前に残した指摘そのものだ。取材に際し、塚原の文献を読み直した内田は言う。「先見性やセンスの良さが卓越していた。主張の大切さが今、やっと一般にも理解されてきた」

御巣鷹に逝った科学者の思考に追いついた時代に、何をすべきか。その先にこそ、神経科学の新たな地平が開けると確信する。

面白い研究　境界が生む

内田は近年、研究の軸足をドーパミンに置く。動物が学習や意思決定をする際、脳内のアルゴリズムはどうなっているのか。欠かせない分子であるドーパミンを探究する。

マウスやラットでの行動実験で、性質を調べたり、活動を予測したり、外した場合の説明を考えたり。過程で「面白いこと」を発見した。

「動物に何らかの行動を促す『報酬』を予測させる分子」。ドーパミンという言葉から、想像しやすいのはそうした機能だろう。ところが、と内田。共同で研究する妻、光子と共に最近見つけたのは「『脅威』や『恐怖』の予測を強くするドーパミンだった」

行動を避けることを促す性質。つまり従来判明していたのとは逆だった。

「さらに面白いのは」と内田は続けた。「機能的には逆だけれど、神経細胞や神経回路では、同じアルゴリズムを使っていた」

ただし、脅威や恐怖に関係するドーパミンは、報酬に関するものと比べて、神経回路を伝わる過程は単純だった。キーワードの一つは「生存」だという。

「自然界で生存するには逃げることが何より大事。僕らはｖｅｔｏ（拒否権）と呼んでいる」

報酬と脅威から何を学ぶのか。学習の仕組みに他ならない。「とても普遍的な、力強いアルゴリズムです」

将来的に目指すのは、行動実験をさらに充実させ、より自然に近い状態での脳の所作を理解することだという。例えば自然界に近い環境で、ドーパミンの仕組みを壊したネズミは、捕食者に食べられやすくなるのか。「今までの課題はある意味で人工的。それで分かったつもりになっているけれど、実環境で本当に意味があるのか。いつかは抜け出さないといけない」

今、米国にいてこそ「深刻」と思う問題がある。日本の科学力の低下だ。

米国では競争的資金（予算）をどれだけ獲得するかが、大学の経営上も強く求められる。インセンティブ（報酬）を強く設定することをはじめ、予算獲得へ、効率よく集中して研究に臨める体制や構造が整っているという。「おちおちできない。プレッシャーだけど常にアクティブでいられる」

若手の研究環境も日本と海外で大きく違う。米国の研究者はポスドクの後、独立に際し、5千万～2億円以上の資金が大学から提供される。私的な財団からも資金援助を得て2～4年研究し、得られた成果を基に予算に応募する。こうした仕組みは欧州各国や中国、韓国、シンガポールでも用意され、日本の遅れが顕著という。「才能はあると思うんですが、残念です」。自身を含め、中立的な立場が意見を伝えることが必要ではと考える。

米国は基礎研究あってこその応用だとも十分理解されているとする。近年は10年、15年先を見据え、最新の実験手法が徹底的にそろえられた。「これから発展するぞ、って勢いがものすごくある」。論外は「選択と集中」で予算を一部に与えることだと、強く思う。

「一番伝えたいのは、神経科学はいろいろなアプローチや考え方があって、初めて成り立つ学問だということ」。自らも実際、分子生物学や電気生理学、行動実験を経たからこそ今がある。「面白く、新しいことは分野の境界で起こる。脳はミステリアス。若い人が活躍できる場所は、まだまだ、たくさんある」

自然科学の歴史を信頼

２０２２年９月、１冊の本が出版された。「カンデル神経科学　第２版」。世界中の脳研究者に40年以上読み継がれる「バイブル」の日本語訳、最新版だ。

塚原のライバル、エリック・カンデル（ノーベル賞受賞者）が原著を編んだ。全64章から成り、脳科学を包括的に網羅。ページ数は１７００に達し、大辞典とも見まごう。

「自分の専攻分野の部分だけでなく、通読を勧めています」

日本語版を監修した宮下保司（73）はにこやかに語る。得られるものは知識だけではないという。「俯瞰《ふかん》的に広い視野で、ものを見られるようになる」。そうした営みの先にこそ、国際的に通用する神経科学者が生まれ、社会科学も含めた「総合的人間科学の構築」を実現できると信じる。

伊藤正男の研究室を継いで東京大医学部の教授に就いたのは１９８９年、39歳の時だった。信条を語る。「５００年の歴史がある近代自然科学を、基本的には信頼しています」

理由は「示される結果」ではなく、そこで培われた「手続きや方法論」。この歴史軸に脳科学をどう位置づけるか。神経科学者としての探究の源泉という。

専門は記憶。１９９１年度の第６回塚原賞受賞前後から２０１５年の定年退官後まで、知見は折々にトップジャーナルで披露された。

大脳皮質の側頭葉に、長期記憶をつかさどる神経細胞の「群」を発見したと英科学誌ネイチャーで発表したのは１９８８年。１９９１年までに関連する論文計3本がネイチャーに載った。

次は「そこに記憶の神経細胞があっても、脳全体で読み出す方法がないと使えない、と考えた」。とりわけ、意図的に読み出そうとした際の脳機能はどうなっているのか。行き着いたのは「トップダウン信号」（検索信号）。前頭葉から側頭葉に向け、読み出しを促す検索信号が出ていることを発見した。米科学誌サイエンス(１９９８年)、ネイチャー（１９９９年）が立て続けに論文を掲載。具体的な神経回路動作の知見は２００１年から4年間、毎年サイエンスに発表した。

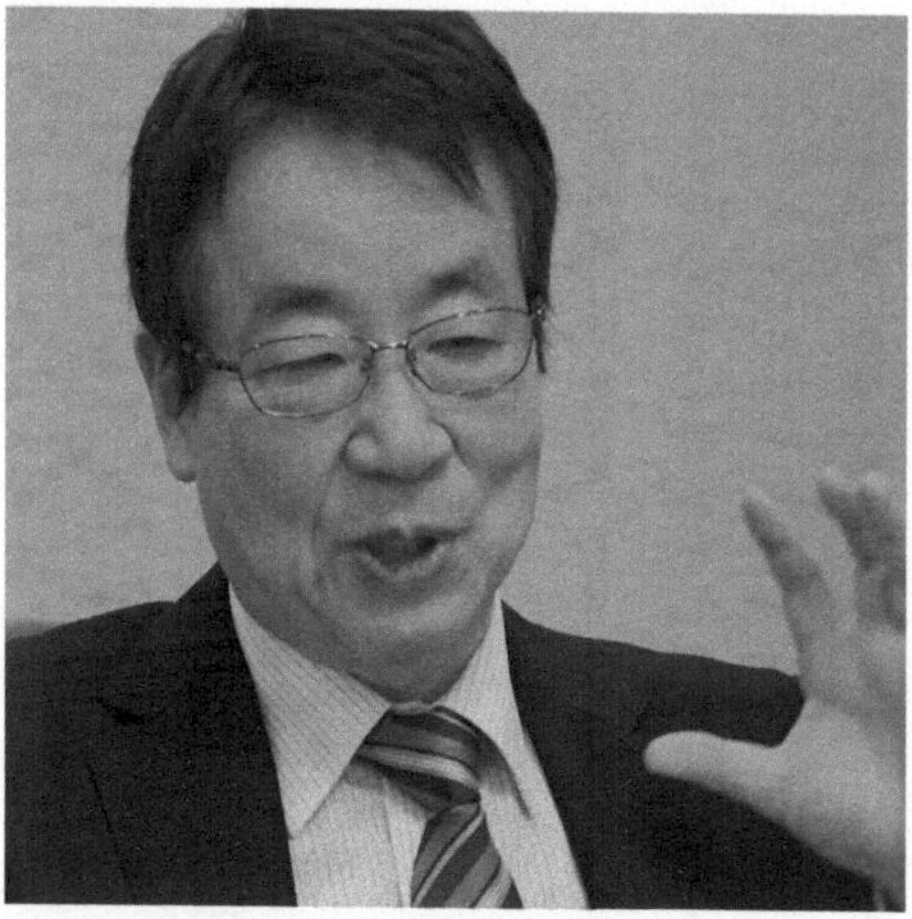

fMRIを1990年代前半に国内で先駆けて使い始めた宮下。1995年には論文を出した。当初、自ら被験者となり反応を確かめた際は「ワクワクして感動し、高揚した」

実績をさらに発展させ、解き明かしたのが「大脳皮質の局所神経回路が、階層的に記憶の情報処理をすること」。２０１１、13、17年にサイエンスを飾った。

そんな王道「以外」の研究にも取り組んできた。

人間は記憶を、思い出せることも、思い出せないこともある。思い出せなくても「知っている気がする」と感じた経験は、誰もがしたことがあるだろう。

自らの記憶を自分で自覚し、評価することを「メタ記憶」と呼ぶ。精神的な過程だが、関与する脳構造や神経機構は分かっていなかった。宮下らは、サルが過去の経験を覚えているか自ら判断するテストを考案。ｆＭＲＩと組み合わせ、前頭前野の一部が、メタ記憶の意思決定に欠かせないことを解き明かし、２０１７年にサイエンスで公表した。

メタ記憶は、突き詰めれば結局、自分自身の内面を知ること。「内省です」

脳の高次機能をつかさどる神経回路と「心」の関係を、因果的に説明したいとする宮下。知りたいのは、つまるところ「人間の精神機能」で、神経回路の働きとして理解したいという。

急逝直前の塚原が探究した方向の一つでもあった。

自由な学問から次代の芽

１９８５年８月、宮下は群馬県藤岡市にいた。

電車を乗り継ぎ、たどり着いた体育館。塚原の妻、真佐子たちがいた。

「衝撃でした」

酷暑の記憶を呼び覚まし、しばらくの間、押し黙った。

高校生の頃から脳に引かれ、伊藤の下へ。東京大で医学博士号を取り、留学した英オックスフォード大から帰ったその年に、日航機墜落事故は起きた。

直接指導を受けたことこそないが、伊藤との関係もあって、塚原と話すことはよくあった。「やっぱり特別な方」。村上富士夫、小田洋一、川人光男、田中啓治——。塚原の意志を継いだ彼らは「いとこみたいなもの」だと言い表す。

宮下にとって伊藤や塚原の世代とは。「長期的な構想を持ち、研究を始めた。自分たちの業績だけでなく、次の世代を育て上げた。そうした巨人の肩の上に僕らの世代はある」。感謝した上で続ける。「僕らも当然、そうしなければならない」

伊藤は現役時代、研究室内に自らと異なる専門領域のグループも入れ、自由に探究させた。宮下も英国では、伊藤が生理学的に探究した小脳ではなく、大脳の心理学を専攻。帰国後も、サルとヒトで大脳皮質に関する生理学の研究をした。

自由の土壌から学問の芽が生まれ、やがて大樹に育つ。そんな流儀を保つことが東京大医学部教授の「ミッションの一つ」と自戒し、実践してきたとする。宮下の下からは、河西春郎（2022年に恩賜賞・日本学士院賞）たちが輩出されてきた。

宮下の科学者としての基本姿勢は「まずは問題の立て方にこだわる」。問題設定はまともか、本当に研究に値するものか、研究の「射程」はどれくらいか。生来の気質もあり、議論を好む。

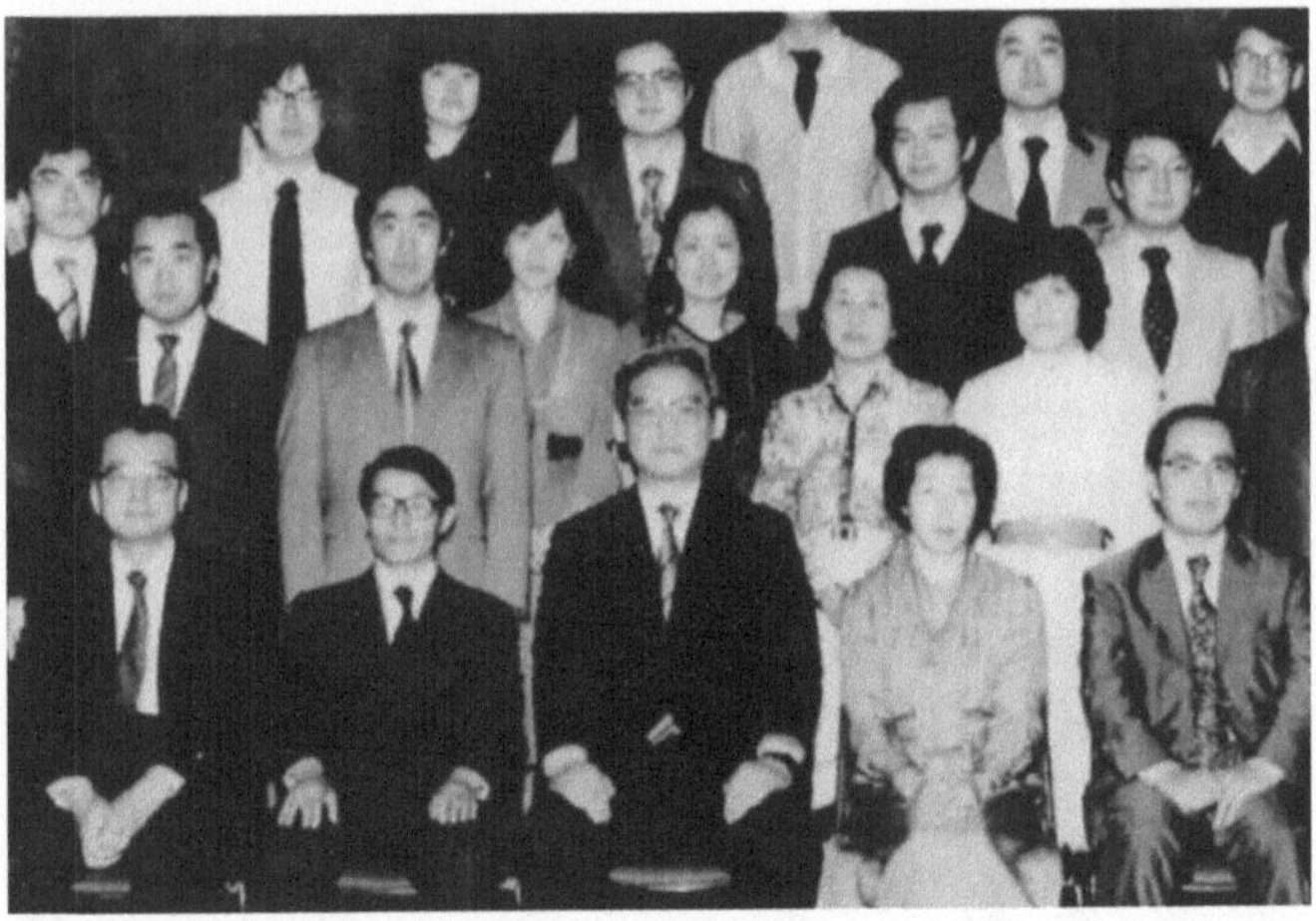

伊藤正男の研究室開講10周年を記念した一枚（1980年）。伊藤（前列中央）、塚原（同左から2人目）、宮下（最後列左）が写る

例えば、伊藤時代の脳科学者が向き合った「自由意思」というテーマ。宮下自身は「自然科学の枠外からの問題設定の呪縛を引きずっている」と思う。近代ヨーロッパで生まれ、育まれた「個人や自由、責任を重んじる社会が要請した側面」を指摘する。

宮下は今、こうした考え方を自らの幹としつつ、神経科学外の識者とも社会のありようを話し合う。

日本学士院。福沢諭吉を初代の長とし、１４０年以上前に設立された前身組織を源流とする。功績が著しい科学者でつくり、現在の会員は計１３７人。宮下が属する第7分科（医学・薬学・歯学）は現員18人で、本庶佑、山中伸弥（共にノーベル賞受賞者）らが名を連ねる。専門の垣根を越え社会課題をも考える。

例えば「完全自律的なドローン兵器が登場した時、責任の所在はどうなるか」。法律家らと意見を交わす宮下は言う。「自動運転とも根はつながっている。脳科学だけで答えは出せないが、ある部分に見解を述べる必要はある」。精神疾患と責任主体に関わる刑事司法、医療の在り方をはじめ扱うべき対象は幅広い。

「神経科学者である自分たちが、あらゆる問題に答えを出せるといったような思い上がりは毛頭ない」。一方で、長年の探究で培った知見をより広く社会に還元する。これもまた、脳科学を「総合的人間科学」へ昇華させるのに必要な過程だと捉える。

調和もたらす多様性

星の数ほどあるシナプスには可塑性がある。脳のこの柔軟に変化できる性質こそが、記憶や学習の源。塚原らが証明し、今や当たり前になった考え方だ。

具体的には、よく使われるシナプスは情報がやりとりされやすくなる。逆に使われないと、情報がやりとりされにくくなる。

なぜ、こんな仕組みが実現されているのか。塚原の死後40年近くを経て、詳細が明らかにされてきた。

「シナプスは一つ一つ、驚くほどつながりの強度が違うんです」。沖縄科学技術大学院大（OIS

T）教授の合田裕紀子（60）は朗らかに説明する。

一つのシナプスには、1ミクロンという極小の場所に、千個以上の分子が集まっている。これらの分子が調整されることで、千分の1秒単位で強度を変えることを可能にしているという。「確率を変えることで、情報伝達を起こしています」。こうした変化を促す「マスター分子」が脳内に存在することも分かってきた。

「個性です」。シナプスの強度の多様性を、合田は端的にこう言い表す。

ではなぜ、シナプスに個性はあるのか。

シナプスの強度が強まれば記憶や学習が進むなら、それだけで良いのでは。一般にはそう考えがちだが、強まり過ぎると、てんかんのような状態になってしまう。ここで合田らが解き明かしたのが、隣のシナプスが弱くなることで、全体のバランスを取るという事実だった。「恒常性を保つ可塑性が機能しています」

ある状態になると、弱いシナプスが強くなったり、強いシナプスが分かれて二つの弱いシナプスを作ったり。「相当ダイナミックな変化が起きています」

強弱それぞれのシナプスは互いに干渉しないという定説を覆した合田。塚原賞の受賞は２０１２年度（第27回）のことだった。

こうしたシナプスのありようを、合田は世界の人口分布に例える。

日本のように高齢者が多い国、アフリカのように若年層が増える地域。「強いだけ、弱いだけ、というのでは駄目。バラエティーが豊かだからこそ、全体として調和されている」

そんな個性豊かなシナプスたちが、それぞれどのように情報伝達の確率を変えているのかに、合田の関心は向く。「コンピューターはゼロ、１だけど、シナプスはアナログとデジタル両方の面があって、情報伝達の確率を変えている」。この確率の変化こそ、可塑性の正体だと見通す。

尽きぬ探究を支えるのが技術革新だ。塚原の時代は脳に刺した電極から、一定の部位の平均値を測るのが限界だった。今や肉眼で見えないシナプスの「一つ一つの振る舞い」を捉えるのが当たり前になった。

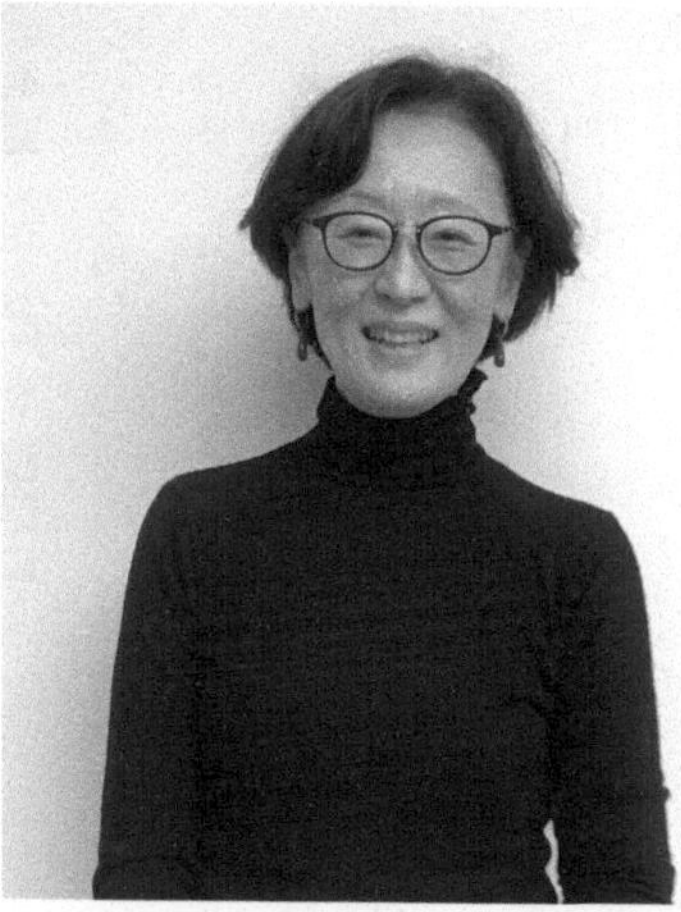

近年は、脳内の「グリア細胞」にも注目している合田。「種類が多く、ヒトでは特に大きい。まだ知られていない役割がある」と話す

海外生活の長い合田は帰国後の２０１０年代、塚原を知った。「非常に先を進まれていた。（事故は）本当に残念なタイミングだった」。理化学研究所での勤務時代に接した弟子たちの生き方も踏まえ、その存在の大きさを思う。

研究室「平ら」で自由に

「とても美しいんです」

合田をとりこにする脳の魅力は、何よりその姿だった。

理化学研究所発行の「ＣＢＳ　ＭＡＧＡＺＩＮＥ」（２０２１年10月号）で、合田は実験途中に出合った景色をこう言い表す。〈真っ暗な視野に、キラキラと輝く樹状突起と呼ばれる細い枝を伸ばしたニューロン（神経細胞）が浮かび上がったとき、その美しさに思わず声を上げました〉

専門のシナプスは最近、構造や可塑性に関係するタンパク質の遺伝子が、発達障害や精神疾患の原因であることが分かってきた。一方で、シナプスがなぜ特定の行動傾向や症状に結び付くのかは分かっていない。

〈推測に過ぎませんが、脳の領域ごとにシナプスの性質や法則が異なっているのかもしれません〉。これもまた、多様性とみる。

父親の仕事で幼い頃から国内外を行き来した。化学と生化学を専攻していたトロント大（カナダ）４年生の時、研究室の自由な雰囲気に誘われて生物学へ。ＤＮＡの遺伝情報をＲＮＡへ写す過程を、人工的に再現できる実験系を作った。

「実験方法を毎日考え、結果を待つ。ゲームみたいでとても楽しかった」

米名門スタンフォード大の大学院では細胞生物学を探究した。タンパク質が決まった場所に運

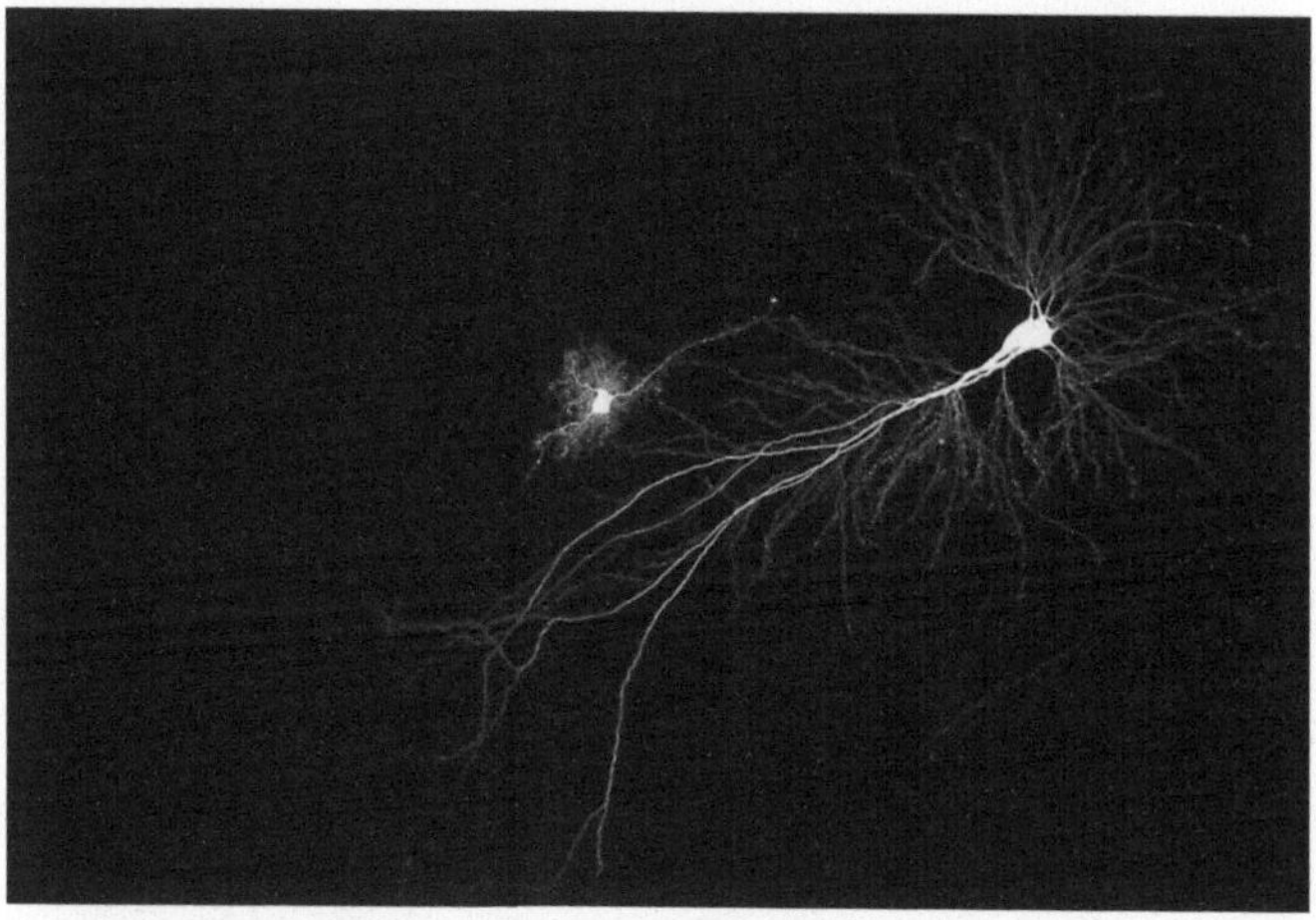

合田を魅了し続ける神経細胞　(Thomas　Chater撮影)

ばれ、時に細胞外に放出されるのはなぜか。仕組みを追った。

　科学の大海を旅する合田が、神経細胞に巡り合ったのはポスドクになる前後だった。「いろいろな分子を神経細胞に入れ、それがシナプスに与える影響を調べる」。実は「至難の業」だった実験を成功させ、1997年に米カリフォルニア大サンディエゴ校で独立。英ロンドン大（2002～11年）を経て、理化学研究所で研究室を主宰する。

　その目に母国の基礎研究はどう映るのか。「この10年でだいぶ変わってきたと感じます」。さらに変える必要があると考える。

　研究室の雰囲気は、国民性が少なからず反映されるという。米国内は東西でも意識が異なる。上下関係がしっかりしている東海岸に対し、ノーベル賞受賞者でもファーストネームで呼び合うとする西海岸。

翻って日本は。

「先輩が強く指導して、後輩は言うことを聞かないといけない傾向が強くありませんか」。部活動の文化かとも思う。女性に対しては、いまだに「つつましやかに」と求める意識が拭い去れないと受け止める。一方で良さに挙げるのは礼儀正しさや秩序、勤勉さ。サッカーのワールドカップで試合後、ごみ拾いが話題になったのが好例という。

「フラット(平ら)」。合田が常に心がけている研究室の運営方針だ。インターン生や学部生でも、気兼ねなく自由に発言できるように。トロント大で、自らがそうさせてもらっていたように。

日本の研究室の改革には時間がいるとみる。

「若い人が社会を担うようになって、徐々に浸透させていく」。国や大学からのトップダウンと、現場からのボトムアップ。「両方が必要でしょう」と話す。

神経細胞が「歌」峻別

プププ、プププ。

体長2ミリのキイロショウジョウバエの雄が、歩きながら羽を震わせる。鳴らしているのはパルス音。雌への求愛行動の一つだ。

「ショウジョウバエの求愛歌です」。名古屋大大学院理学研究科教授の上川内《かみこうち》あづさ（47）は言い表す。

音と音の間隔は平均すると35ミリ秒。0・1秒に満たないこのリズムにこそ、彼らの脳が実現する種の保存の秘密があるという。

五感が「それなりに発達している」ショウジョウバエはなぜ、求愛行動に聴覚まで用いるのか。

人間は耳に音が入るとまず鼓膜が揺れ、神経回路を介して脳が最終的に「音」と判断する。ショウジョウバエの場合、最初に震えるのは触角。付け根にある蝸牛《かぎゅう》器官のような感覚器の中の感覚細胞が揺れる。ここから神経回路を介して脳に情報が届く仕組みは、人間と大差ない。

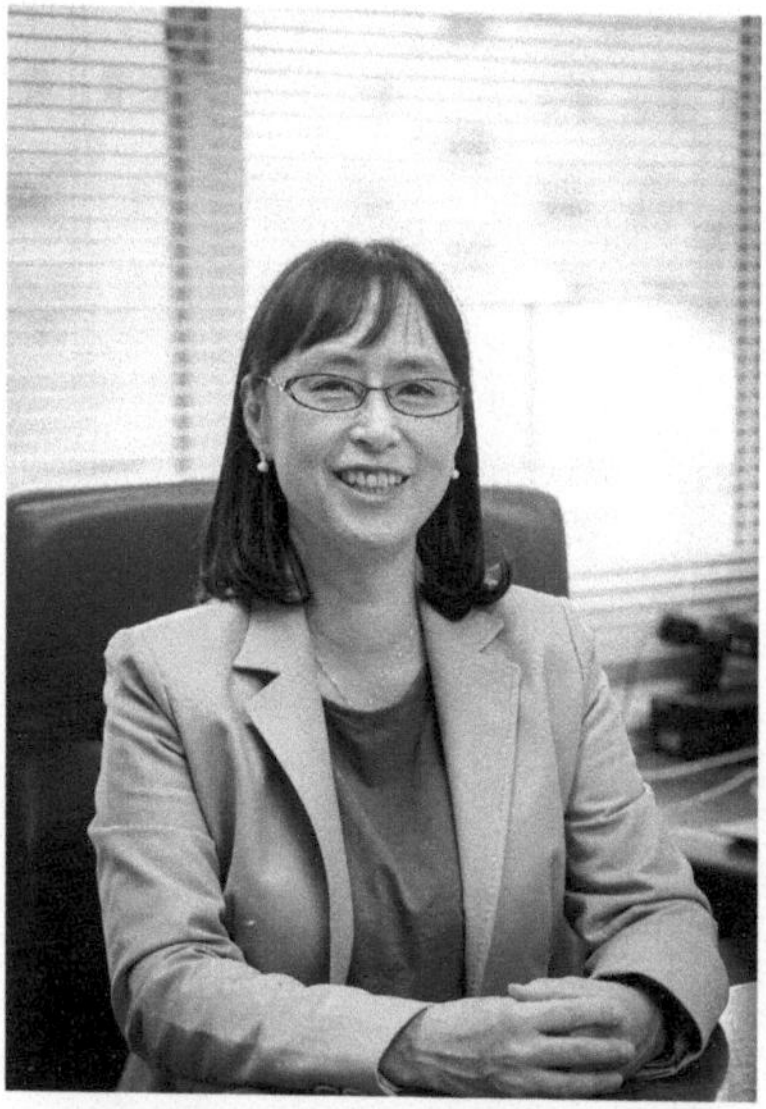

ショウジョウバエは何も聞かせず育てると35ミリ秒にも75ミリ秒にも反応するが、35ミリ秒を聞かせているとそれしか応答しなくなる。「羽化した時点で生殖隔離のシステムができている」と語る上川内

聴覚が触角にあること自体は昔から分かっていたという。ただし、と上川内。「どの感覚細胞が、どんな音を受け取っているのか。役割分担しているのか、それとも全て同じ性質なのか。分かっていな

かった」
上川内は、ショウジョウバエの感覚細胞も役割分担して音を認識していることを突き止めた。具体的には①高音②低音③その中間―と分けて受け止めていた。まるで人間のように。音を担う感覚細胞は人間が約３５００個に対し、ショウジョウバエはわずか２００個ほど。それでも確かに「役割を分担していた」

英科学誌ネイチャーでの論文発表は２００９年。重力や風の変化を受け取る神経細胞が「ハエの耳で同居している」との予想外の結果もまた、注目された。

「システムとしての成り立ちが、人間を含めた哺乳類と似ていた」

上川内の関心は次に、音の情報処理の時間的な変化へ向かった。「脳は音からどうやって意味を取りだしているのか」。さまざまな動物のコミュニケーションを考える上でも、脳の仕組みを理解する上でも、疑問を解けると踏んだ。

15ミリ秒、25ミリ秒、35ミリ秒…。10ミリ秒ごとに間隔を変えた「求愛歌」を人工的に作り、キイロショウジョウバエに聞かせた。

果たして、間隔が35ミリ秒より短い「速い歌」になると、雌の反応は「極端に悪化した」。一方、近縁種のオナジショウジョウバエが最もよく反応するのは55ミリ秒。種によって微妙に違っていた。

「速い歌」を最初に峻別《しゅんべつ》しているのは、触角から情報を受け取る脳内3種類の2次神経細胞

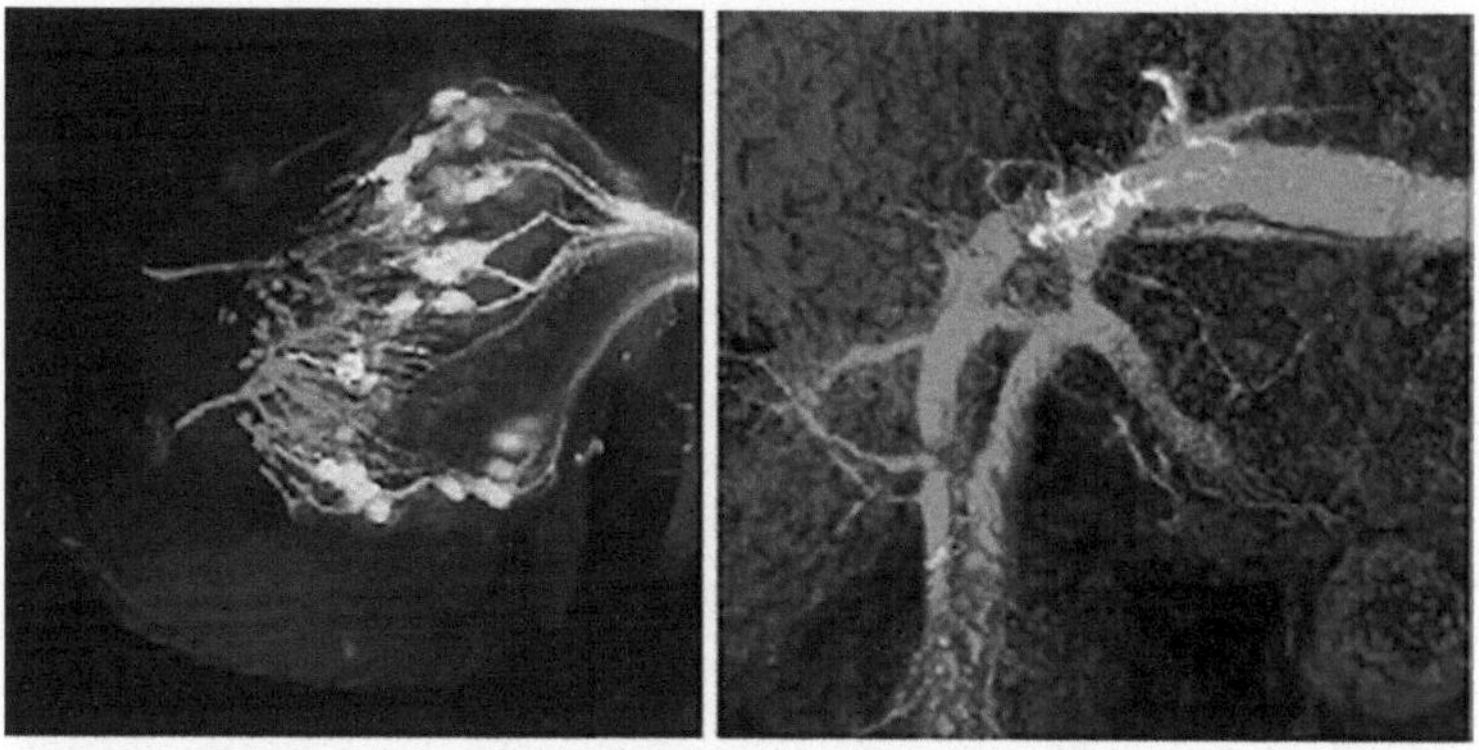

ショウジョウバエの聴覚器（左）と脳の中の神経細胞（右）

から作られる神経回路、ということも解明。米科学誌ジャーナル・オブ・ニューロサイエンスで2018年に発表した。

ではなぜ、ショウジョウバエは「速い歌」を嫌うのか。「間違った種と交尾すると、適応度が下がる」。自然界ではあらゆる状況が起こる。暗闇での交尾時は必然的に聴覚への依存度が上がる。そうした瞬間に困らないよう、求愛歌を含めた複数のチャンネル（手段）を用意しているのだと考えられるという。

新たな技術　進化に迫る

「生き物はどんなルールで生きているんだろう」

行動の理解には、脳の理解が欠かせない。「行動を見ながら脳の研究を」。上川内の研究者としての原点は、東京大薬学部時代にさかのぼる。

当初の研究対象はミツバチ。6年を費やして「個体間のコミュニケーション」にさらに興味を深めたものの、神経細胞の数が多い彼女らの脳は「複雑」だった。

「もう少しシンプルな生き物を」。ショウジョウバエと出合った。

塚原が健在だった40年以上前、脳研究の中心は医学部で、研究対象は哺乳動物が主だった。ヒト脳の理解に軸足が置かれていたためだった。塚原は一方でその他の動物の脳機能にも関心を向け、鳥類や魚類にもアンテナを張った。

脳研究の対象をショウジョウバエに広げた国内の先駆者は、塚原の東京大医学部の後輩である堀田凱樹《よしき》。上川内の「先生の先生」に当たる。ただし当時は計測技術に乏しく、研究には種々のハードルがあった。

上川内は、自らが研究者として本格的に歩んできたここ20年だけでも変化を実感する。機能解析を促す光遺伝学（オプトジェネティクス）、自動的に行動要素を解析するディープラーニング。変温動物であるショウジョウバエは、操るのにサーモジェネティクス（熱遺伝学）の手法も使えるという。

ショウジョウバエが教えてくれる脳の本質とは。

「虫と人間の脳は、そもそも設計思想が違う」

外骨格で大きくできず、コンパクトに効率よくまとめたい虫。対して人間は、冗長性があって「後から作り替えられる」。１例を挙げれば、ショウジョウバエは聴覚を３択（逃げるための音、求愛、それ以外）に絞っていて、人間のように雑音まで拾い上げて混乱するようなことはない。

半面、共通点も多い。

神経細胞の構造。シナプスでは神経伝達物質で情報をやりとりする仕組み。神経回路の姿も「驚くほど似ている」と上川内は表現する。虫の脳には可塑性すらあり、音の識別学習や、電気ショックと匂いとの「連合学習」までできると説く。

「設計思想は全然違うのに、ここは譲れない的な部分がある。そこにこそ脳の本質が見いだせる」

遺伝子の段階まで突き詰めれば、双方の構造は「ほとんど同じ」。脳の状態を操るドーパミンやセロトニンは、ハエも使う。交尾すればドーパミンのレベルは下がるが、人工的に与えれば交尾活性はまた上がる。

自身は２０１１年、塚原と同じ36歳で教授に就任した。一方で周囲を見渡せば圧倒的に多いのは男性だ。多様性の欠如は全体の損失であり、参入の好機だとも思う。学生の女性比率向上に力を注ぐ。

ＤＮＡを操れる技術「クリスパー・キャス９」（２０１２年登場）などが生まれ、実験動物の幅はさらに広がると予想する。「行動の多様さや、行動や脳の進化を解くツールがようやくそろってきた」。脳にさらに迫れる時代の到来を歓迎する。

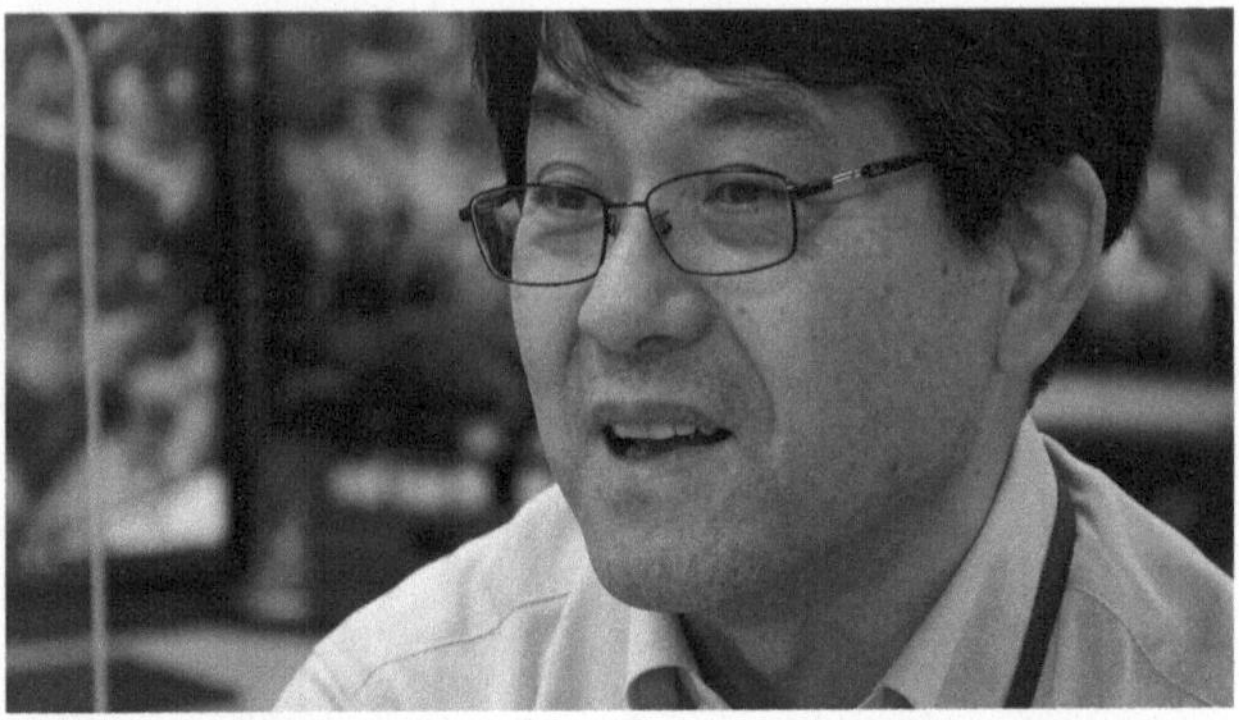

「研究のテーマも方向性も似ています。ただ、ニアミスで、一度も塚原先生の下へ行ったことがないんです」と話す柚崎

可塑性で脊髄損傷補う

塚原の代名詞であるシナプスの可塑性を、脳損傷時の機能修復につなげる。慶応大医学部教授の柚崎通介《ゆざきみちすけ》（63）＝神経生理学＝らによる臨床応用を目指した研究は、マウスを経てサルでの実験段階に入った。

まず目指すのは、脊髄損傷を可塑性によって補う治療法の確立だ。シナプスが神経回路を再配線させる機能を活用する。

脊髄損傷の患者は、例えば手を動かす神経回路が切れていると、脳が「動け」と命じても手が動かない。現行の主な治療法は、切れた部分を伸ばしてつなげたり、新たに神経細胞を移植して補うものだという。

柚崎らはここに、開発したタンパク質の一種「CPTX」を注射する。コネクター（接続部品）としての性質があり、切れた神経回路の周囲が、損傷部を補うように「再配線」される。

「人工シナプスコネクター」。ＣＰＴＸを柚崎はこう呼ぶ。先行し、主に小脳内のシナプスをつなぐタンパク質を発見。これとは別のシナプス分子の結晶構造を解き明かし、二つの「良いところ」を組み合わせることで作り出した。米科学誌サイエンス電子版で２０２０年に発表した。

「マウスには非常に良く効く」。注射の翌日か翌々日、動きはほぼ問題ないくらいまで回復した。一方で「人間のような繊細な動きをする霊長類は、脊髄の性質がマウスとはかなり違う」。サルで裏づけを急ぐのはこのためだ。

柚崎はまた、活動を研究室の枠外へ広げる。日本神経科学学会。５８００人超の研究者が集う、国内最大の脳に関する学術団体の会長を務める。かつて塚原も前身組織の長を担った。

２人は過去、２度の接点があった。

自治医科大を卒業し、出身地の大阪で臨床研修に入った柚崎。かねて関心を深めていた神経科学を本格的に学ぼうと、紹介状を手に塚原研究室を訪ねた。「研修中は難しいのでは」。諭されて間もなく、塚原は御巣鷹の尾根に逝った。

２度目の接点は１９９０年代後半、米テネシー州に留学後、セントジュード小児研究病院で独立し、研究室を持った頃だった。子どもを通わせたピアノ教室の待合室の本棚に、ずらりとあったのが塚原の文献。絶版本まで並んでいた。

「なぜ」。食い入るように眺めた柚崎に、「評判の良い日本人女性の先生」が声をかけた。塚原の妻、真佐子の妹だった。その夫も神経科学者として、現地で教授をしていた。「本当に不思議なご縁でした」

重なる部分は研究面でも多いと、柚崎は思う。

探求するのは「シナプスを新しく作ったり、維持したり、再構成する分子は何か」。CPTXの基となったタンパク質は、欠損するとマウスの小脳のシナプスが8割失われるほど重要だ。

CPTXの設計原理はなお応用できるという。アルツハイマー病、精神や神経疾患に対応する新たな人工シナプスコネクターも開発できると考える。難易度こそ脊髄損傷のケースより高まるものの、「さまざまな分子を組み合わせることで、シナプスが働かなくなる初期段階で神経回路をつなげれば、機能が失われるのを防げる」と見通す。

心も体も科学で癒やす

大病し9カ月間入院した高校生時代、柚崎は思った。

「治ればいい。それは医療なのか」

当時、体の病気は薬や手術のみで対処され、柚崎は心に目を向けないことが不満だった。心療内科は瞑想《めいそう》や内省を勧めるが、心と体の関連性の探究は二の次だったという。「ある意味で仕方ない。脳が分かっていないのだから」。メカニズムから脳を理解する。科学者としての出発点になった。
直近20年の神経科学は、中枢神経系（脳と脊髄）の解明が中心だったと感じている。この場所を形作るシナプスの構造や機能、分子を見つけたり、神経細胞の動きを記録したり。得た知見を生かし、神経系や免疫系との関係を解き明かすことで、より科学的に心の病の治療に当たれる時代が、ようやく訪れたと思う。

脳の探究を促したのは何より技術革新だった。一例が、光で刺激することで神経細胞の動きを操る光遺伝学（オプトジェネティクス）。塚原が専門とした、電極を脳に直接刺して神経細胞の電気的な活動を測る手法も、計測できる量が飛躍的に高まった。

柚崎は塚原の兄弟子、伊藤との縁もある。最初の出会いは自治医科大で特別講演した伊藤に質問し、ほめられたこと。伊藤が提唱した「小脳の神経細胞の効率が変わること

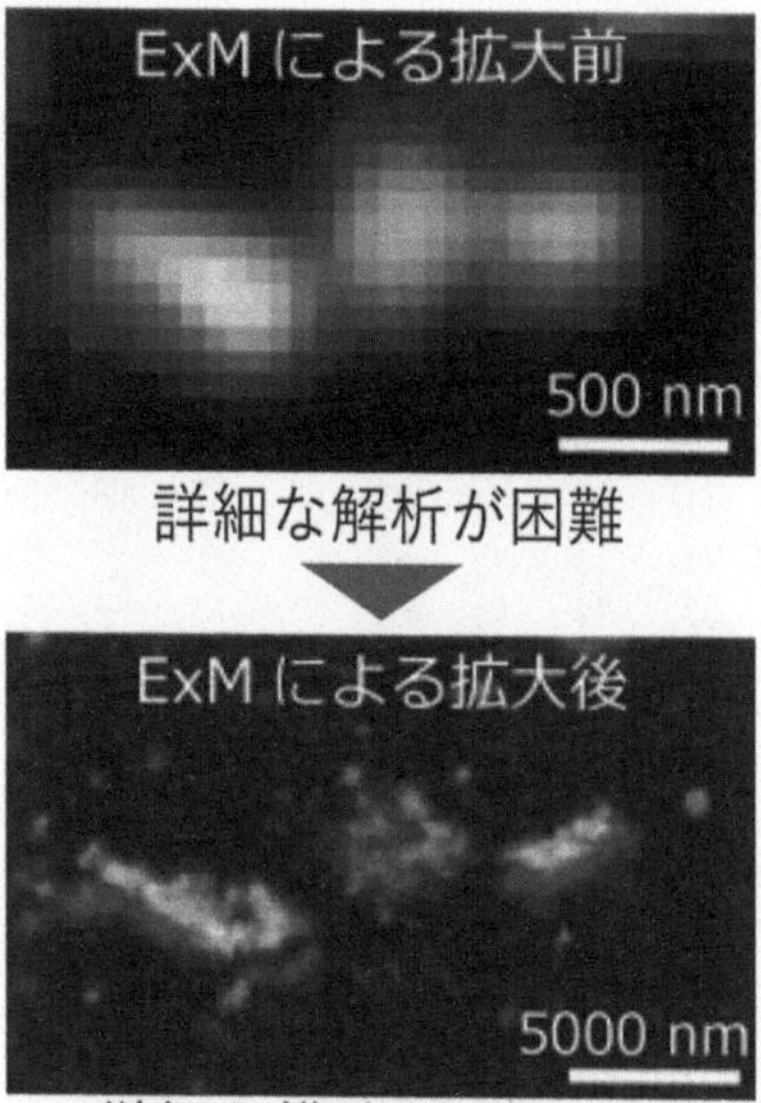

拡大前後のシナプスの顕微鏡画像。シナプスをつなぐ分子は100〜1000ナノメートルの領域に集中している。柚崎らは 2022 年8月、脳の標本を膨張させ、興奮性シナプスをつなぐ分子群の構造などを明らかにしたと発表した

が学習に関係する」理論を、柚﨑がオプトジェネティクスを使い、マウスの眼球運動で実証したのは2018年。伊藤が亡くなる2カ月前だった。

「とても喜んでくださった。直接の弟子ではないけれど、常に尊敬している。もちろん塚原先生も」

今や自身も、日本の神経科学をけん引する立場になった。現状はどうか。

日本神経科学学会は会員数を着実に伸ばす。一方で世界を俯瞰《ふかん》すれば、独り勝ち状態の米国に、国境を越えて学術団体を設け新発見に躍起な欧州。こうした状況に対抗できるよう、日本はアジアのハブになるべきだと柚﨑は考えるが、一筋縄ではいかない。最大の要因は中国の台頭だ。実際、近年は柚﨑の周囲でも大陸に渡る人が少なくない。

柚﨑は神経科学だけでなく、日本の基礎研究全般に漂う閉塞《へいそく》感も受け止めている。原因として真っ先に挙げるのは「ポスト」。シニアの見識を活用し、若手のやる気をかき立てるには、ポストのパイを広げる必要があると持論を説く。

矛先は日本の研究費の配分方法にも向く。「何が将来につながるか、予測できないのが基礎研究。『イノベーション』と予測している時点で、大した成果ではない」。半面、研究者自身も「たこつぼ化」していないか自省が必要という。

だからこそ、脳科学の面白さの発信に力を注ぐ。「脳科学の達人」。ユーチューブで気鋭の神経科学者が洗練した雰囲気で脳を語る。ツイッターで「中の人」を募ると、驚くほど多くの若手研究者が手を挙げた。

脳の不思議、面白さ。地道でも発信することこそ、市民の理解を得て、次代の神経科学者が活躍できる土壌を育むと信じる。

iPS、難病治療へ一歩

神経科学者が脳を知りたいと願うと同時に、市民が望むのは、脳の病気により効果的で適切な治療法が生まれることだろう。

京都大病院（京都市）は２０２１年12月までに、人工多能性幹細胞（iPS細胞）から培養した神経細胞を、パーキンソン病患者に移植した。２０１８年10月に始まった臨床試験の手術は、予定した7例で終了。病院は2年間、患者を経過観察する。

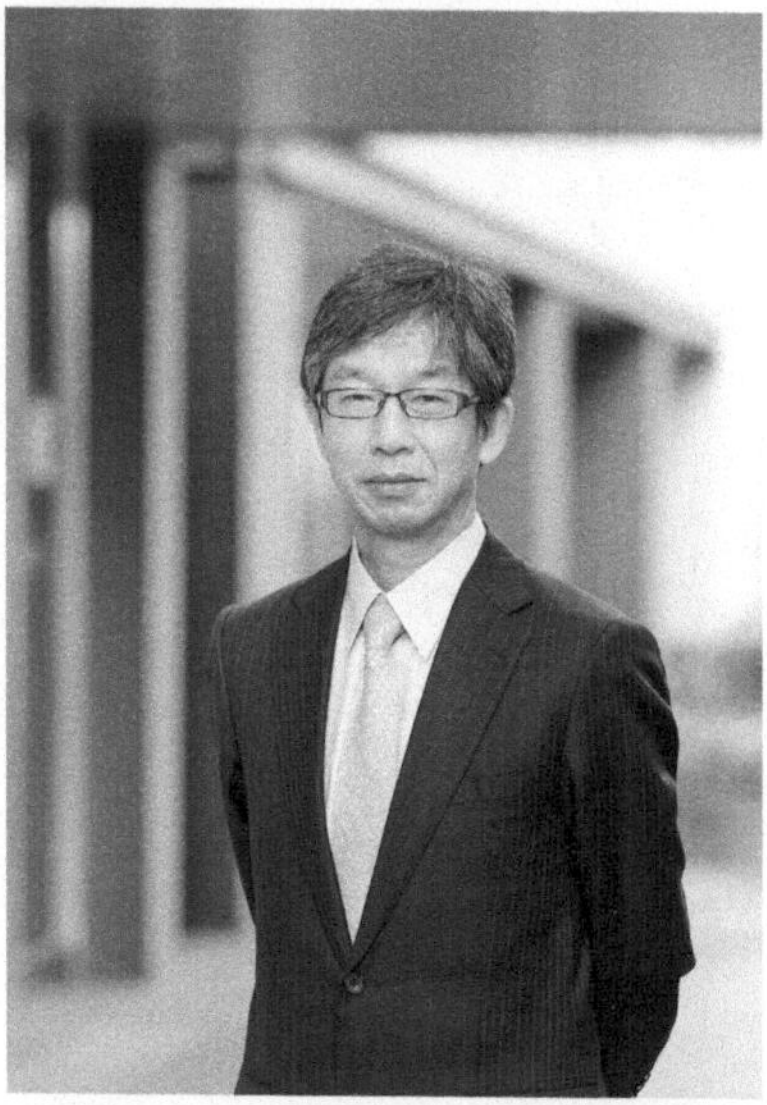

「細胞移植は正しくつながるのが大事。動かそうと思った手が、ちゃんと動くように。だからシナプスの形成や可塑性は、僕たちの細胞移植でも大切」と話す高橋

移植細胞を開発した京都大・ｉＰＳ細胞研究所長の高橋淳（61）＝神経再生研究分野教授＝は語る。

「臨床試験なので（予後などは）僕らには知らされないが、悪いことがあれば報告がある。幸い、そうした連絡はない」

最終結果は２０２４年にも公表される見通し。実用化へまた一歩、道筋が付く。

・ｉＰＳ細胞。２０２２年３月まで所長だった山中伸弥（60）が発見し、ノーベル賞に輝いたのは２０１２年のことだ。後任で脳神経外科医の高橋は、これを武器に難病治療に挑む。

パーキンソン病は１８１７年に初めて報告した英国人の名から取られた。発症は50歳以上が多く、割合は千人に１人程度。体の震え、筋肉のこわばり。いずれ動きは緩慢になり、末期は寝たきりになる。進行性の神経難病だ。「だんだん悪くなっていく。未来が暗くなる状況に置かれるのはつらいと思う」

原因はこうだ。

脳内にはドーパミンを作る神経細胞がある。パーキンソン病はここに異常なタンパク質が現れ、神経細胞が死んで、脳内のドーパミンが減ることによって起きると考えられている。

主な治療法は、服薬と、脳に電気的な刺激を加える脳深部刺激療法。共に対症療法にとどまり、根治的な治療はない。

これを前提に、高橋は開発を急ぐ治療法について説明する。「失われた神経細胞をｉＰＳ細胞で作り、それを移植して補う。神経回路を再構築する。考え方はとてもシンプル」

そもそもｉＰＳ細胞とは何か。皮膚や血液などの細胞の中に、四つの遺伝子を入れる。すると細胞は元の特徴を忘れ「初期化」される。培養液でどんどん増える。山中が２００６年にマウス、２００７年にヒトで成功したと報告すると、その融通無碍《むげ》な性質に世界が驚愕《きょうがく》した。

実用化に向け、これを用途によって必要な神経や臓器に育てていく。受精卵が分裂して神経や筋肉が生まれるように。「胎児の発生段階で起こることを、培養皿で再現するイメージ」。パーキンソン病患者の場合も、移植したのは高橋らがこうして育てた神経細胞だ。

一方、よく似た人工細胞に胚性幹細胞（ＥＳ細胞、１９８１年にマウスで作成）がある。それぞれ①ほぼ無限に増える②どんな細胞にもなれる——特徴は同じ。培養法や臓器に変化させていく方法も一緒だが、唯一違うのは、ＥＳ細胞は他人の受精卵から作られること。さらに前身の「幹細胞」時代から臨床応用を探究していた高橋も、ヒト脳へ移植すべきは「究極的には自分の細胞を使ったもの」と常々考えていた。

高橋は２００７年、より本格的な研究へ軸足を置くため、京都大の再生医科学研究所へ移った。同僚の山中の発見は朗報だった。「やっぱこれや、って」

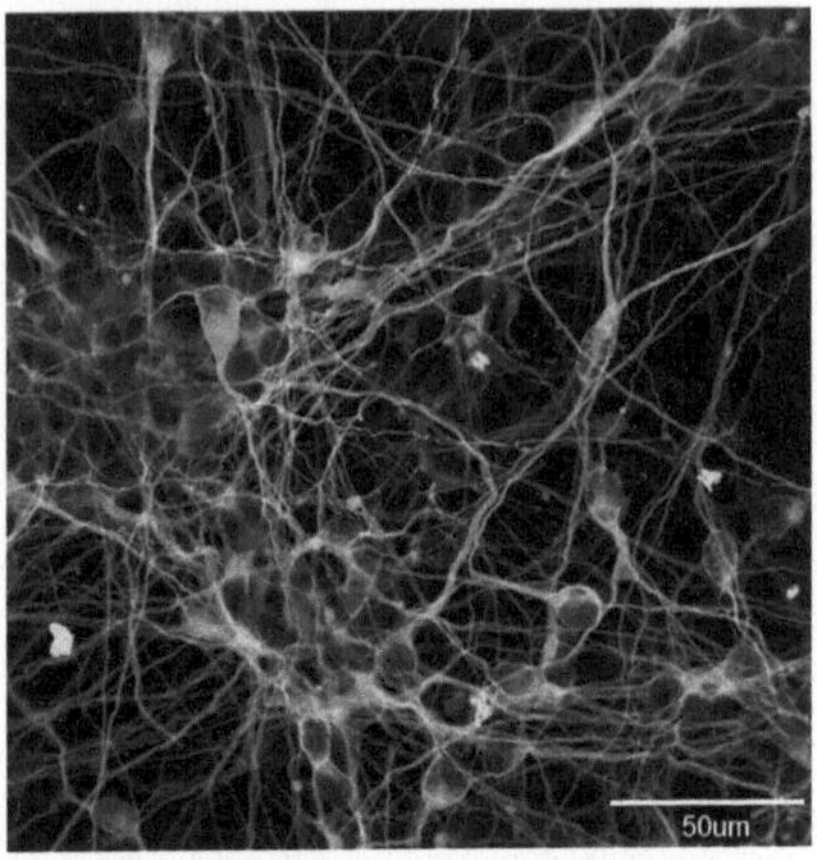

ヒトiPS細胞から誘導したドーパミン産生神経細胞
© 京都大iPS細胞研究所　森実飛鳥

疾患の解明から創薬へ

高橋が脳を選んだ理由は明快だ。

「脳が好きやったから。高校生の頃からね」

大学受験の際、志したのは脳神経外科医。当時は、今ほど研究に注力するとは予想していなかった。「僕は臨床医で、患者さんを治すのが目的。彼らが治ることこそが大事です」

京都大の大学院に学んだ１９８９年、神経細胞の再生に取り組みたいと初めて考えた。神経の培養がようやく緒に就いた時代。神経幹細胞も胚性幹細胞（ＥＳ細胞）も、もちろん人工多能性幹細胞（ｉＰＳ細胞）も、存在しなかった。

高橋はｉＰＳ細胞が生まれる前、ＥＳ細胞でドーパミンを作る神経細胞を補う臨床研究をしていた。「一緒にやらへんか」と山中に誘われ、研究所の前身組織に入ったのは２００８年。ＥＳ細胞で培ったノウハウも活用し、新たな治療法の確立を急ぐ。

その技術を、パーキンソン病患者以外にも応用するところまで視野にする。

「脳外科医をしていて一番多いのは、脳梗塞や脳出血といった脳血管障害や、その後遺症の患者さん」。まひが残った本人、介護する家族や周囲。日常は一変し、経済的負担も多い。

そんな状況を再生医療によって変えられないか。

基本的な考え方は、パーキンソン病患者への場合と同じという。壊れた神経細胞を、iPS細胞から作ったもので補う。ただし、と高橋。「単純に聞こえるかもしれないけれど、そうそう簡単じゃない」。ドーパミンを作る神経細胞のみ局所的に移植するパーキンソン病の場合に対し、脳梗塞では失われたさまざまな神経細胞を、より長い距離でつないでいく必要がある。

移植細胞が生着し、伸長し、本当に神経回路を形作るのか。後遺症はないか。動物での基礎的な実験段階というのが現状だ。「パーキンソン病で言うとそれこそ15年くらい前のレベルだけれど、ノウハウはあり、以前ほど手探りではない。スピーディーに進めたい」

高橋はまた、iPS細胞の性質をさらに活用し、脳の秘密に迫る。

「脳オルガノイド」。人工的に成長させた、ヒト脳の構造に似た組織体だ。これを大脳皮質に移植し、神経細胞がどの部位にどうやって伸び、つながるか確かめている。神経細胞が層状に重なる胎児の脳が、どのように成熟しているかを、まさに「見る」ように。

応用も可能という。

筋萎縮性側索硬化症（ALS）をはじめ遺伝性疾患を抱える細胞から、あえてiPS細胞を作る。これから育てた細胞も、同様に異常を持つ。過程や仕組みを理解することで、病気のメカニズムを解き明かす。ここに創薬や新たな治療法の開発への可能性を見る。

ｉＰＳ細胞の研究は今のところ日本が各国をリードしていると、高橋は概観する。一方で、実用化に欠かせない莫大《ばくだい》な資金は「メガファーマ」（大規模な製薬会社）を抱える海外勢が圧倒的に有利なのは、衆目の一致するところだ。

「患者を治したい」。だからこそ負けないように。ｉＰＳ細胞の一刻も早い実用化へ、先鞭《せんべん》をつける。

生まれつき性差　疑う

「シンプル生理学」（南江堂）という本がある。１９８８年の初版から改訂を重ね、２０２１年3月に第8版。読み継がれる医学生向けの教科書は、新皮質の運動野が演じる「運動機能の調節」も解説する。

随意運動を起こす時、その意図は新皮質連合野で形成され、これが小脳と基底核へ伝えられることで、運動の計画やプログラムが作られる。視床を介して運動野に伝わり、運動をつかさどる神経細胞へ指令が出される。分かりやすく伝える模式図の引用元は「ＡｌｌｅｎとＴｓｕｋａｈａｒａ」。塚原らが１９７４年に提唱した考え方だ。

「確立しているので、ずっと使っています。今でも崩されていない。こうしたモデルを発表していたので信奉していました」

　著者の田中（貴邑《きむら》）冨久子（83）は、直接の面識はないとした上で続ける。

「だからあの時はショックでね」

運動機能の調節

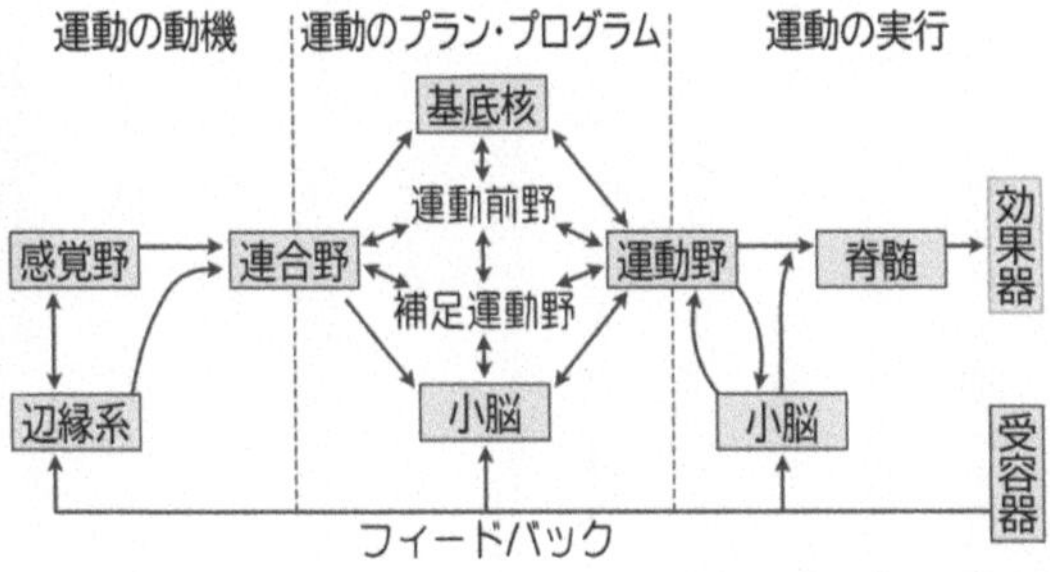

「シンプル生理学」から作成

　日航機墜落事故が起きた１９８５年は、くしくも田中が母校の横浜市立大医学部で、女性として初の教授（生理学）に就いた年だった。

　日本神経科学学会、日本生理学会、ブレインサイエンス振興財団などの要職を歴任。２０１７年に瑞宝中綬章を受章した。

　女性神経科学者の先駆けである田中は「脳の性差」が専門だ。関心はもともと、視床下部や辺縁系、脳幹といった進化上の「古い脳部」にあった。女性ホルモン（エストロジェン）や、男性ホルモン（アンドロジェン）の受容体を持つ神経細胞が豊富な部分で、本能や情動を生み出すことで命を守り、生殖を促すという。

「ヒトの脳の基本形は雌型だけど、男の子は胎児期にアンドロジェンが分泌されてペニスができ、古い脳部が雄型になる。女の子は卵巣や子宮ができるけど、古い脳部はそのまま」。結果として情動はもちろん、性行動を含めた生殖機能に性差が生じると説く。

田中は、特に視床下部の神経細胞の活動が、血中のエストロジェンの変化に応じて変わることで周期的に排卵が起こる事実を明らかにした。ウサギやラットを用いた電気生理学や神経内分泌学的な手法を使った。

関心はやがて、認知や思考をはじめとした知性をつかさどる「新しい脳部」へと向かった。

「新皮質は生まれた時には既に性差がある」が定説で、今も信じられている。田中は疑った。「生まれてから置かれた社会（環境）で変わるのではないか」

雌雄のラットを使ったえさと学習の実験で１９９４年、認知機能が生後の養育環境で柔軟に変わりうるとの論文を出した。

「女の子にピンク色を、男の子に青色の服を着させる。男子には理科や数学のコースを取らせ、女性には文系の進路を選ばせる。こうした『～らしく』が、知性の脳に性差を作る」

男女平等に脳に刺激を与えている代表的な地域として北欧諸国を挙げ、そこでの「女性首脳の多さ」を田中はうらやましく思う。「追いつけぬ日本の現状が、つくづく恥ずかしい」

田中はまた、「性的少数者（ＬＧＢＴＱなど）は古い脳部の性分化に支障があり、そのために生殖機能に多様性が生じた」と捉える。差別解消にはこうした理解が必須だと主張。定年退官時にたどり着きかかった研究の視点は今、欧州で再評価されているという。

面白がって研究　40年

「女なんか教授にできるか」

目の前の男性教授が発したひと言を、田中は忘れない。

１９８４年、教授選に挑んだ田中は「見事に流された」。東京大の出身者が多くを占めた35～40人の教授陣は全て男性だった。

市大や他大学の出身者から応援を得て、雪辱したのは翌年。「さんざんいじめたけれど、教授になったら『淑女』として扱ってくれた。『教授会の雰囲気が違うね』とか言ってね」

第２次大戦開戦の１９３９年、東京に生まれた。生粋の軍人だった父親はニューギニアで敗戦を迎えた後も１、２年は帰ってこられなかった。疎開先の長野県上田市で、洋裁を習って娘２人を養った母親。「女も手に職を」が口癖だった。

田中は医学を選んだ。

進学した横浜市大医学部の同窓生は42人、うち女性は5人だった。２年間の教養課程後に進んだ専門課程の年の暮れ、進路を決定づける出会いがあった。

米カリフォルニア大ロサンゼルス校（ＵＣＬＡ）から帰国し、市大に第２生理学教室を開き教授に就いた川上正澄。ウサギの研究でレム睡眠（逆説睡眠）を見いだし、エストロジェンをはじめとする性ホルモンが脳機能に影響することを発見していた。「上行性脳幹網様体賦活系」の講義。田中は脳のとりこになった。

1965年に医師免許を取った田中は、市大にできたばかりの大学院で、川上研究室に入った。「これが私の人生を決めた」。1969年に修了するまで、出産も、夫の早世も経験した。開業が頭をよぎったことも、男性研究者の邪魔ではないかと考えたことも。それでも結果的に、米テキサス大への留学時代も含め、40年間の研究者生活を全うした。

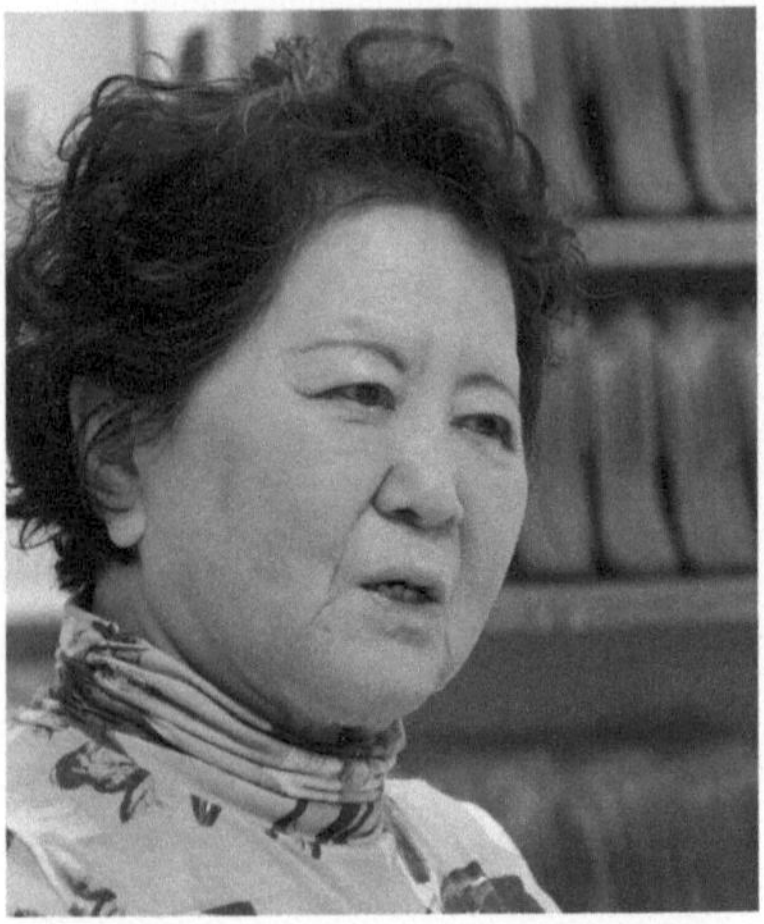

研究者と開業医として見てきた「性ホルモンの脳への作用」は「見事にマッチしている」と話す田中

「面白かったからね」

定年退官後の2011年、横浜市内にクリニックを開業した。臨床に立つ姿は傘寿を迎えているとは思えない。基礎研究で得た「性ホルモンの脳への作用」の知見で、更年期障害に悩む女性たちを中心に向き合う。

研究時代の田中は、雌性ラットの卵巣を切除し、エストロジェンが脳にどう作用するかを確かめた。持論はこうだ。「女性は（閉経期である）50歳を過ぎるとエストロジェンが無くなる」。特に知性の脳は「エストロジェン受容体を持つ脳幹の神経からアセチルコリン分泌を受けているので、ダメージは決定的」だという。

自らも実際、閉経期に先輩医師からエストロジェンの補充を受け、効果を確かめたとする。患者の環境や年齢を考慮し、適したホルモン補充療法を提供している。「早期に閉経したり、子宮筋腫などの手術で卵巣の血管まで傷付けられたりするケースも少なくない。ほったらかしだと、人生を台なしにしちゃう」

だからこそ「可能な限り安く」と保険診療にこだわる。診療で、性ホルモンと脳の新たな関係に気づくことが楽しみだという。

市大の医学生は今、約半数が女性になった。「女性はどうしても男性より野心が少ないけど、こつこつ、面白がって研究する。基礎に向いている。医学部を出て何も臨床ばかりする必要はない。ぜひ研究を」。先駆者としていざなう。

AI仏陀が悩みに回答

あまたの研究者の探究、塚原さえ想定しきれなかっただろう科学技術の進展。日航機墜落事故から40年近く、脳の真理は日進月歩で解明されてゆく。

一方でひとたび身の回りを見渡せば、脳が生み出す「心」に悩む人が、いかに多いことか。不

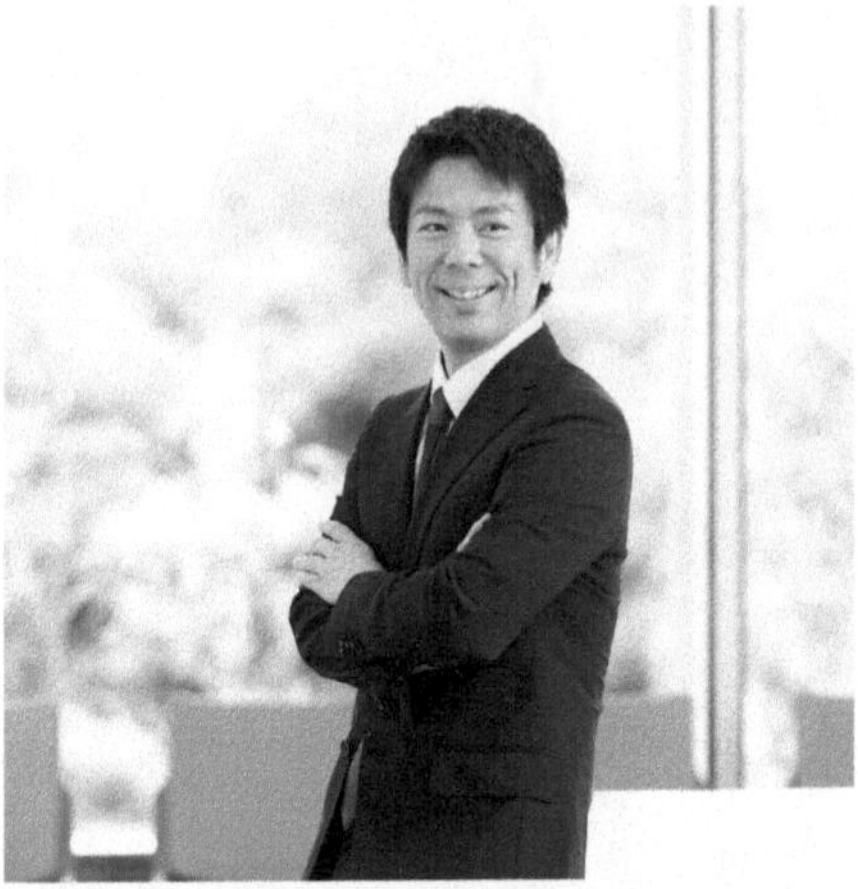

「人間の脳は旧石器時代の『群れ』での生活に適している。だからこそ地域コミュニティーという『群れ』は大事」と話す熊谷

調に体まで悲鳴を上げるケースも絶えない。社会が物質的に成熟するのと相反するように。

「膨大な情報の大海原に1人で突き落とされ、後は自己責任、といった状態だからです」。京都大・人と社会の未来研究院准教授の熊谷誠慈（42）＝仏教学＝は、現代社会の様相をこう例える。

20万～30万年ほど前に登場したとされるホモサピエンスは、およそ1万年前に農耕文化を始めるまで、数十人ほどの「群れ」で暮らしていたと説く。「人間の脳は元来、何千人、何万人という『社会』での生活に適応していない。人類学者のロビン・ダイバーが言うように、せいぜい150人程度の集団が限界」。伝統的なコミュニティーが崩壊しつつある現在、世に出て行けば、いきなり「1対マス」に。「情報収集をはじめ、何をするにも大変。脳の混乱状態が続いている」

一助にと熊谷らは2021年3月、「伝統知」とAIを融合させて臨むと発表した。名づけて「仏教対話AI　ブッダボット」。AIの仏陀《ぶっだ》に、人々の悩みに一定の解を示させる。

そもそもの背景にあるのは日本仏教の危機的な状況だった。寺院の4割は年収３００万円以下、２０４０年までに3割の寺院が消滅するとの指摘もある。熊谷は原因を①形骸化②人々の悩みや社会課題に向き合っていないこと③科学的な視点の欠如――と分析。青蓮院（京都市）の執事長やＡＩ研究者と、開発に着手した。

ＡＩに経典を覚え込ませて、市民からの相談にできるだけ具体的に応じる。ブッダボットに学習させるデータとして熊谷は当初、日本仏教の伝統13宗派の聖典を選んだ。ところが、それらの目的は成仏や極楽浄土で、日常生活の悩みに具体的な回答はなかなか出せないのではと考えた。

浄土真宗の住職でもある熊谷は言う。「例えば親鸞が約８００年前に残した『正信《しょうしん》念仏偈《げ》』には、基本的に極楽浄土に行くための方法しか書かれていない」。失恋しても、解雇されそうでも病気になっても、大事なのは「極楽浄土」に生まれるため、信心を得て念仏を唱えることになる。

より日常的な答えを求めて、学習用の経典として採用したのが「スッタニパータ」。在家信者は不倫は駄目だが妻帯は良し。最古の経典の答えは具体性に満ちていた。「実は古い経典ほど人間らしい質疑応答を含んでいる」。この経典だけが仏陀の存命中に編まれた章を含む点からも、信頼性が高いと判断した。

ＡＩとの対話をＬＩＮＥ(ライン)上でできるようにした。一例はこうだ。〈明日の運勢は？〉〈今日、得がたいものは、自分の利益を求めない友である〉〈明日は良い友達に会える？〉〈学識が豊かで、教えを守り、高潔で明敏な友だちと交わるべきである〉

文法的な課題はデータ修正し、おおむね克服。現状の回答数は1千超で、学習量を増やして精度を高めている。その他の原始的な経典を学ばせれば、2千～3千の回答のバリエーションを用意できると見通す。

熊谷は次に、より広い世界に目を向けた。

心の豊かさ　科学で増進

熊谷らは２０２２年9月、ＡＲ（拡張現実）の開発を進めると発表した。ブッダボットに会って話せるという。「仏教の仮想世界『テラバース』実現への第一歩です」

現代人の心の悩み、日本仏教の構造的な課題。こうした問題の解決にと生み出したブッダボットへの反響は少なくなかった。一方で物理空間は、コロナ下やウクライナ侵攻、頻発する自然災害と、依然不安定さが拭えない。熊谷は仮想空間に可能性を見た。

「テラ・プラットフォームＡＲ　Ｖｅｒ１・０」の仕組みはこうだ。

スマホで現実世界の画像上にブッダボットのアバター（分身）を表示させる。話しかけると、古代の経典を根拠にした具体的な答えが返ってくる。ＬＩＮＥの場合はテキスト対話にとどまるが「視覚と聴覚に加え、スマホ画面でアバターに触れるという疑似的な触覚を活用することで、より身近に現実的なやりとりができる」。

町中を散策してブッダボットと偶然出会えたり、その他の仏教アバターとコミュニケーションを取れるようにしたり。将来的により機能を充実させる。

「テラバース」はその先にできると説く。

「私の寺は広島県にあるので、例えば新潟県在住の檀家《だんか》さんは物理的になかなか来られない」。サイバー空間上に寺院や別院を作ることで、そうした状況を変える。現実空間の寺院よりも維持の負担が減り、人的資源の不足もアバターで補える可能性がある。人的、経済的な苦境にあえぐ多くの寺院側にも利点が多いと指摘する。

従来の仏教研究を通して関係が深いブータンで、日本に先行して実証するよう現地政府と調整する。

熊谷はまた、内閣府が主導する研究開発制度でも責任者を務める。

ムーンショット型研究。社会に革新をもたらそうとする野心的な内容で、九つの目標が掲げられる。もともとはサイバーと物理の空間を高度に融合させ、物質的な豊かさを実現することに主眼を置く七つしかなかった。熊谷らは主張し「心」が追加された。今は「こころの安らぎや活力の増大」プログラムを担う。

「幸せは十人十色」。自分たちだけで全ての人の全ての幸福を実現することはできないと、熊谷は当然理解する。では何に、どう取り組むのか。「少なくとも二つの軸を科学技術で促進する」。まずは「幸福度指標」を設ける。それを基に「心」の状態を客観的に測れるようにする。そうして①ネガティブ（否定的）な気持ちを抑制し②ポジティブ（肯定的）な精神を促す――という2軸で、幸福を増進できるようにする。

「リアルタイムで生体データを取って『あと○%でうつ病になりますよ』と教えてくれるような」。10年後には実生活で実証実験に臨み、２０５０年には社会で当たり前に使われるようにするという。

「政策や教育だけでは、そこから抜け落ちて救えない人はたくさんいる。科学技術を、最後のセーフティーネットの一つに」

心の解決が全ての救いにつながるとは思わない。一方で心を制御できれば、少なからずの社会課題に解の糸口が見えると説く。

いのち見つめる科学を

飽くなき探究心やこれを支える技術の革新で、人間は脳の秘密に近づく。知の集積はＡＩに代表される新たな形となり、社会を変えてゆく。様相は科学全般に通じる。

人間を知る科学は重要だと受け止めつつ、今の科学のありようを問い直そうとする人がいる。

扇の形をした鮮やかな図がある。バクテリア、シイタケ、ヒマワリ、イルカにゴリラ。要から天にかけ、38億年前に産声を上げてから今に至るまで、地球上に現れたあらゆる生きものの代表例が描かれている。

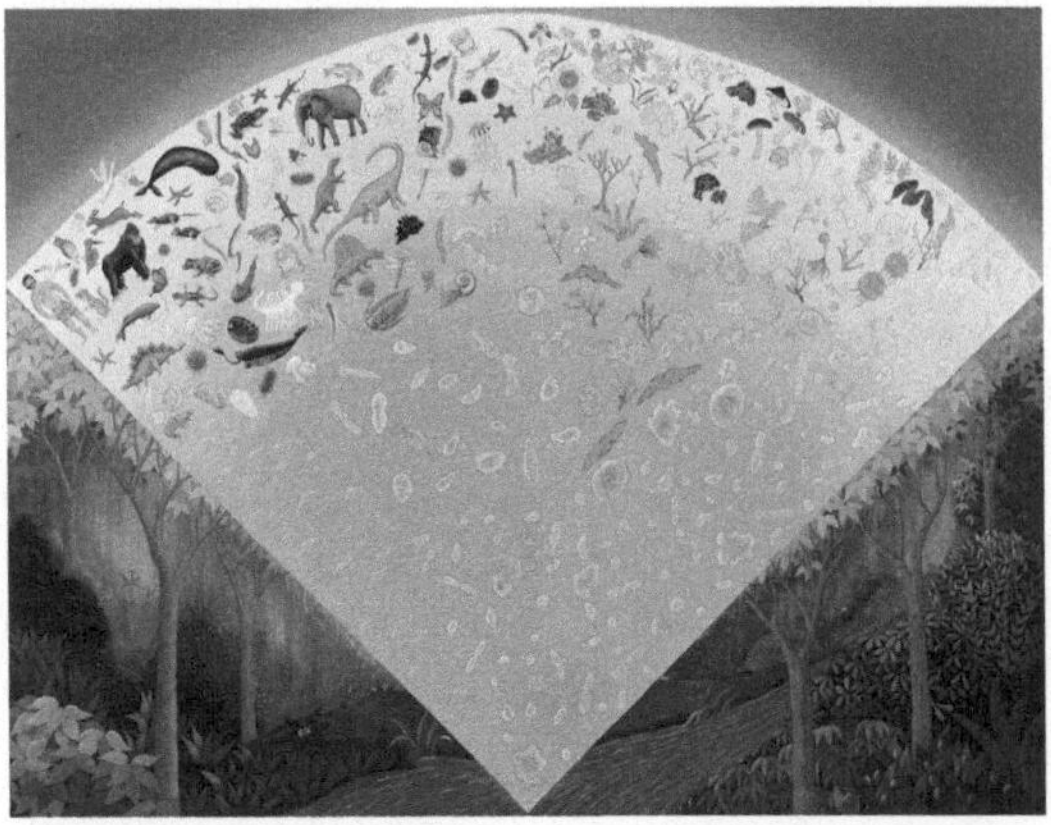

生命誌絵巻（協力：団まりな、画：橋本律子）。発案した中村は「体あっての『脳とこころ』。その体は他の生きものと連続している」と話す

「生命誌絵巻」。人間は天の左端にいる。

「多様性と言いながら、扇の外から自然を見て、操作しようと思っていませんか。私は『上から目線』と言っています」

中村桂子（87）は扇の中を指さした。「ここからなら『中から目線』。この目線で、脳の研究もAIも進めてほしい」

あなたも私も、アリもスズメもタンポポも、38億年の歴史の中で生きている。つながり、広がっている。

そうした考え方を「生命誌」と名づけた中村が、大阪府高槻市にJT生命誌研究館を立ち上げたの

が１９９３年。２００２年から２０２０年まで館長を務め、名誉館長になった今、ますます、その必要性を思う。

原点は半世紀前にある。

東京大理学部化学科を卒業して理学博士号を取り、１９７１年に入った三菱化成生命科学研究所。遺伝学や生態学、神経科学と、さまざまな基礎研究を横断的にそろえた先駆的な場所だった。初代所長で戦後日本の生化学をけん引した江上不二夫は、ここで一つの言葉を生んだ。「生命科学」だ。

自らはＤＮＡを研究していた中村は振り返る。

「遺伝子やＤＮＡが理解されて、植物も動物も、全ての生きものはＤＮＡが入った細胞でできている、ということが分かった時代。ようやく、科学が生命を語れるようになった」

それまで人類学や心理学が扱ってきた人間も「生きもの」と受け止められた。一方、高度成長のひずみは公害として顕在化し、海をはじめとした自然も「いのち」として捉え直されるように。「生命科学」誕生にはこんな背景があった。

同じ頃、米国でできたのが「ライフサイエンス」。国民生活の向上を目指した米政権が「がんの制圧」を掲げる過程で、医学や生物学を包括する概念として作り出されたという。

中村は語る。「日本の生命科学は結局、米国のライフサイエンスと、同じ方向へ行ってしまった」

米国型のライフサイエンスは「医学の科学技術化であり、技術開発が第一」。技術を否定するつもりは毛頭ない。がんが治れば素晴らしい。でも、と中村。「なぜ、異常気象は続くのか。感染症のパンデミック（大流行）は起こるのか。21世紀に戦争はなくならないのか」

根底には、競争を最優先する新自由主義と金融資本主義があると感じている。「この二つの主義は『いのち』と合いません」。機械論から生命論に変わろうというのが、生命科学の本質だったという。

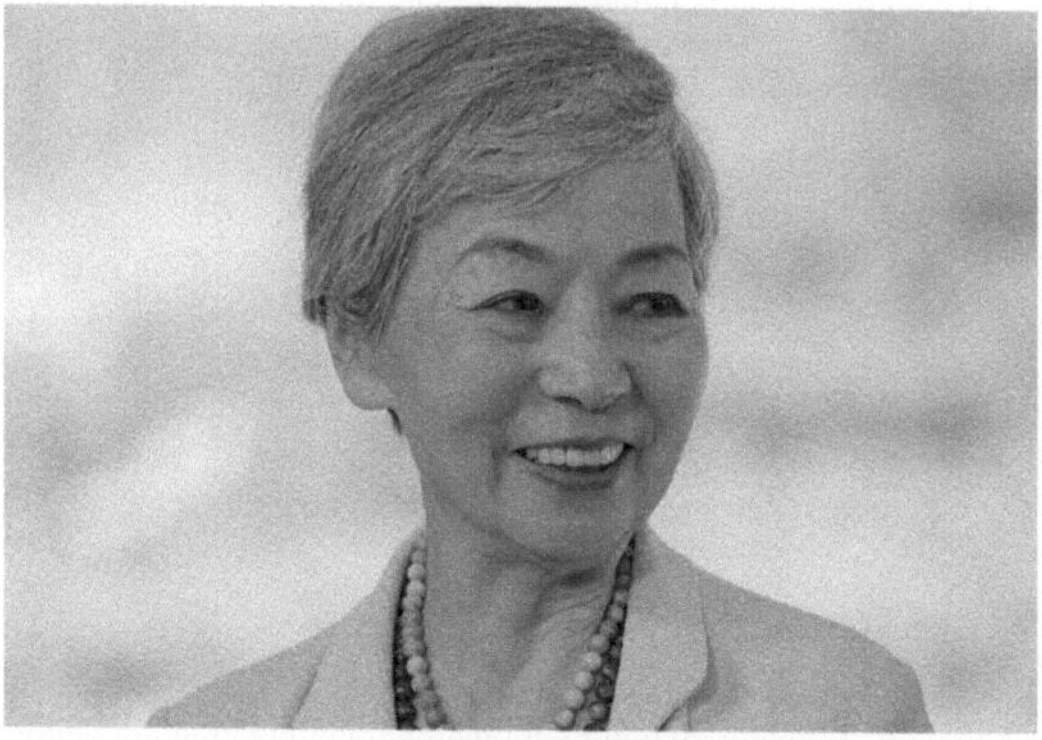
「これからの地球は心配していません。38 億年続いてきた生き物は必ずこの先もある。心配なのは人間。人間は生命誌の中にいることを忘れないように」と話す中村

生命科学にゲノム（全遺伝情報）という視点を取り入れ、「いのち」を見つめ直した先にあったのが「生命誌」だった。

可塑性あっての生き物

中村は1985年8月12日、日航機墜落事故の一報を友人とテレビで見た。

その前日、「生命誌」立ち上げの相談のため、飛行機で大阪入りした。身震いしたのを覚えている。

脳については事あるごとに伊藤に教えを請うたものの、塚原を直接知るわけではない。ただ、と力を込めた。

「可塑性はすごい、と思った」

例えば、遺伝子が分かれば何でも理解できると捉えるような考え方。「科学は決定論。これがあれば、こうでしょ、みたいな。ずれていたら気持ちが悪い。生きものとか、脳を相手にしてもそう。今もその傾向が強いけれど、当時の科学はほとんどがそんな考え方だった」

一方で塚原が探究し、代名詞となったシナプスの可塑性は、脳が環境や状況に応じて柔軟に変化するという内容だった。急逝から40年近く、常識になった。

「当時は否定的な意見も多かったでしょうけれど、一流の研究をベースに、信念を持って主張した。それも脇にいる人じゃなく、ど真ん中にいた科学者が」。可塑性は、現代では生命科学を考える際も基本だとした上で、中村は言う。

「可塑性って好きですね。生き物は可塑性あってのものです」

数々の著書、メディアや講演を介しての情報発信。生命誌研究者として積極的に論じ続ける中村が今、「おかしい」とするものがある。

ウクライナ侵攻だ。

スバンテ・ペーボ（2022年にノーベル賞）がＤＮＡで現生人類とネアンデルタール人の関係

性を解き明かす時代、科学的に「80億人の人類に共通のルーツがあることが分かっている」。理解が及ばなかった時ならいざ知らず、この期に及んでなぜ戦争ができるのか。「しかも使われる武器類は、全て科学が生み出した」

中村は心からの願いだとして語る。

「科学は役立つものであれと言いながら、ここでは人間についての科学が役立っていない。科学者が戦争の無意味さを語る責任のある時代になったと思う」

主張の礎にあるのは実体験に他ならない。小学4年の盛夏、玉音放送が流れた。昨日までは「天皇陛下からいただいた、汚したらものすごく叱られた」教科書を、黒塗りにしなさいと言われた。

「戦争と世の中ががらっと変わった民主主義とを、体験した世代です」

視線はまた、現代全般を見つめる。「今の社会は、全部を一直線に並べての競争。そうさせるのが新自由主義で、支えるのが金融資本主義」。でもね、と中村。「アリとライオンを比べて、どっちが上って言ったって、意味はないでしょう」

家族がいて仲間があり、日本人がいて人類、生き物、地球がある。「そんな『私たちの中の私』として考え直しませんか」。中村は呼びかける。

若返りへ幹細胞活性化

母親のおなかですくすく育つ胎児と、成熟しきった大人。脳の性質が異なるだろうとは、一般の人でも想像しやすいだろう。

脳はなぜ老いるのか。若返らせられないか。影山龍一郎（65）は、人間の根源的な問いに挑み続ける。

海馬などに存在し、神経細胞を生む「神経幹細胞」を、遺伝子レベルで調べている。理化学研究所・脳神経科学研究センター長として、最先端の科学者たちを束ねる立場にもある。

かつて、大人の脳で神経細胞は新生しないというのが揺るぎない定説だった。１９８０年代、塚原が客員教授を務めた米ロックフェラー大の教授が、成熟した歌うカナリアで増えることを発見。塚原が「面白い」と評した考え方は、すっかり常識になった。

一方で幹細胞の能力は、大人は胎生期と比べて明らかに劣る。つまり、記憶や学習に欠かせない神経細胞の供給が鈍くなる。老いの正体といえるだろう。

生活にも影響する。

周囲に12個の穴があいた直径1メートルの円いテーブルがある。マウスを放つと、習性でいずれかの穴に入る。下に袋があり、落ちないようになっている1個だけが「正しいゴール」。空間記憶をみるテストだ。

影山らは、遺伝子を改変して神経細胞を新生できないようにした大人のマウスと、正常なものを比較。新生できないと間違いが多いだけでなく、訓練していったん覚えても、1週間後は再び忘れてしまった。

「その他の認知機能も大きく阻害された」。雄が性行動に移れなくなる。雌は妊娠率が大幅に下がり、高頻度で流産し、無事に産めるのは正常の10分の1程度に。出産しても授乳や巣作りができず、子は結局、1日以内に全て死んだ。

「大人になって生まれる神経細胞は、非常に大切なことをしていた」。ここを起点に影山は考えた。「幹細胞を活性化し、再生能力を与えられないか」

幹細胞は、増殖した後に①さまざまな神経細胞②それらの機能を助ける細胞③栄養分などを送る細胞—に分化する。この際は、三つのいずれかに形を変えるよう「運命を決定づける」遺伝子が働く。例えば神経細胞に導く遺伝子は「Ｍａｓｈ１（マッシュワン）」と呼ぶ。

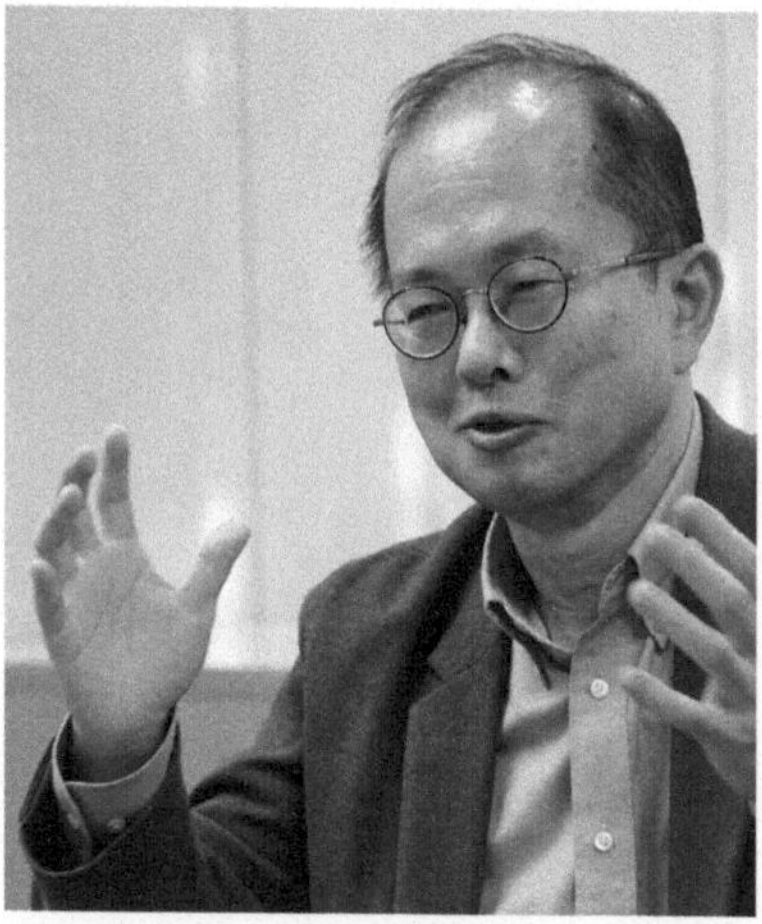

脳の若返りの因子は持続効果もあるという。認知症をはじめとした患者の増加を踏まえ「何とか治療につなげたい」と影山は話す

影山らはマウスで、増殖時は遺伝子が2時間周期で「振動」することを、分化時は「持続的に活動」することを、それぞれ突き止めた。「同じ遺伝子が、段階によって働き方を変えていた」。三つのどれかに運命が決まると、残る二つにならないことも解明した。

さらに大人の幹細胞が、栄養分などに関する細胞に分化させる遺伝子の活動が高止まりし、静止状態であることも解き明かした。

仕組みを逆手に取った。

胎生期に強く動く遺伝子と、老化時に活動する遺伝子を抑える因子の組み合わせを発見。ウイルスでマウスに入れると、幹細胞の能力は「還暦からティーンエイジャーくらいまで若返った」。実際の空間記憶の回復もテストで確かめた。

「iPaD」。老いに効く因子の組み合わせを、影山は頭文字からこう命名した。アルツハイマー病のモデルマウスや、より人間に近い霊長類のマーモセットで今後、効果をみる。

可塑性　未来への原動力

「目の前の100人を治す臨床医も大切だが、100万人の治療につながる基礎研究も大事」

京都大医学部に学んだ影山の道を決定づけたのは、生化学者で教授だった沼正作の言葉だった。

沼の弟子で分子生物学の泰斗、中西重忠（文化勲章受章者）の研究室の1期生に。１９８６年に博士課程を修了するまで、基礎技術をたたき込まれた。

遺伝子工学をはじめとした分子生物学は当時、生物学への応用が始まった発展期だった。塚原の急逝は、そんな手法を取り入れようとした矢先だった。

それから約40年。脳研究には、どんな新たな景色が生まれてきたのか。

影山は、塚原の代名詞である「シナプスの可塑性」が「非常に大事な発見だった」とした上で語る。

「そうした現象論の実際のメカニズムが、遺伝子レベルの操作で調べられるようになりました」。塚原らが先駆的に探究していたことが、本当に脳の機能に大切だという実態を、個体レベルで解き明かすことにつながっているという。

加速度的な技術の進展、ＡＩなどへの応用。脳研究は今、百花繚乱《りょうらん》とも思えるような時代に入った。神経科学を切り開いた塚原らによる黎明《れいめい》期とは隔世の感があるだろう。

一方で、脳科学者たちを突き動かす原動力はつまるところ変わらない。「なぜ私たちがいろいろなことを考え、覚え、反省し、決心できるのか。そうした人間の脳の動作原理を理解したい」（影山）。脳のなせる技にほかならない。

センターの現中長期計画（7年）はあと2年余りで終わる。次期計画に向け、影山は各界の識者と意見交換を重ねてきた。

脳をさらに理解し、精神疾患の治療をはじめとした応用につなげるには、何が必要か。これを念頭に次期計画は①霊長類であるマーモセットでの実験②より高性能なｆＭＲＩでのヒト脳の探究—に主眼を置く。マーモセットを観察する2光子顕微鏡は、捉えられる神経細胞の活動が数百個から1万6千個に。ｆＭＲＩの処理能力は3テスラから7テスラに向上した。改良は今後もとどまることを知らない。

影山は5年、10年先に起こる変化を言い表す。

「これまでは、動物と人間で確かめた神経細胞レベルでの活動の間に大きなギャップがあった。それが埋まると期待しています」

これこそ、塚原が御巣鷹の尾根に逝った直前に指摘した「ミクロとマクロの研究に横たわる溝をいかに埋めるか」への解だと、影山は思う。そこから法則性を見いだし、数理モデルを構築し、ゆくゆくは脳活動を神経細胞レベルでデジタル的に表現できるまで持って行く。その先に、脳をどうすればどんな反応が出るかをはじめ「より正確に推論できる」未来がある—。

脳の可塑性は、人間があらゆる環境で生きられるよう進化の過程で獲得した。可能性の産物によって人間はまた、己自身を知り、社会を前に動かす。

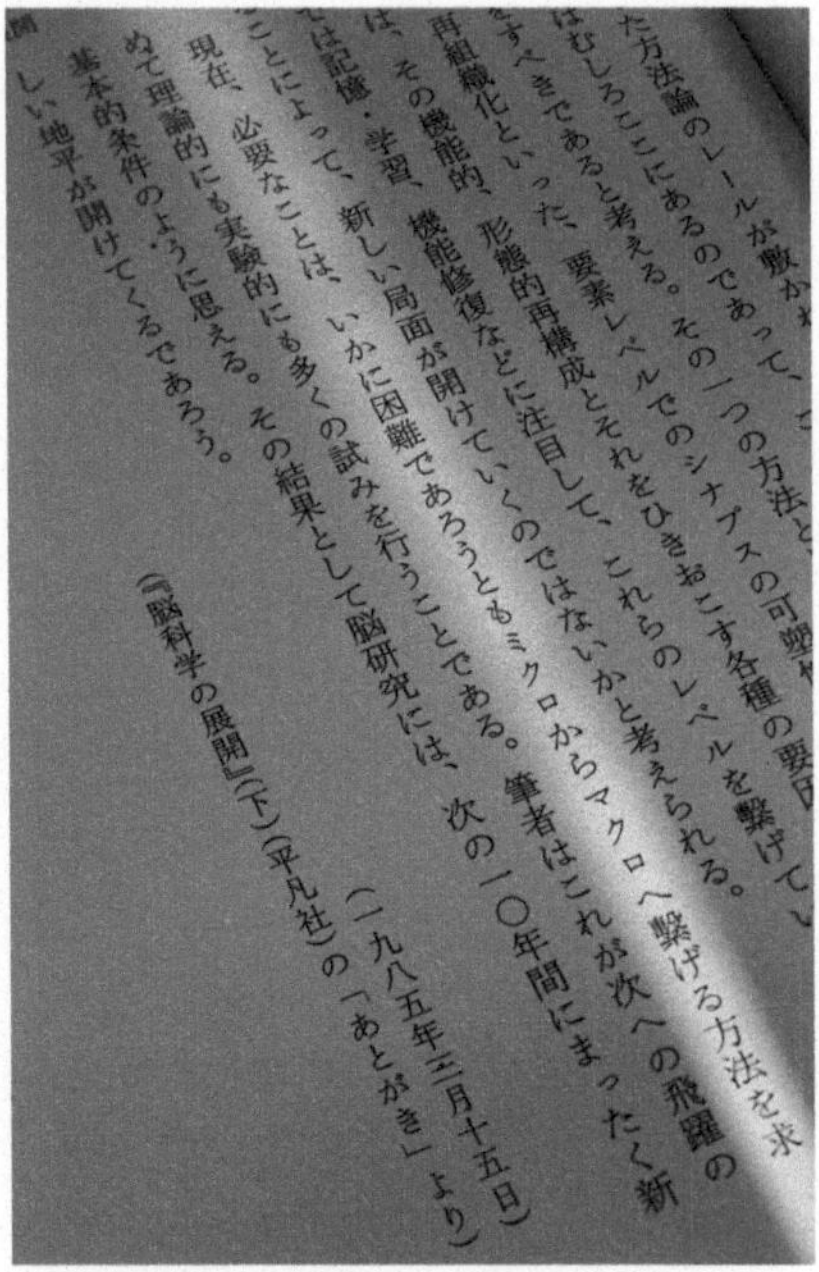

た方法論のレールが敷か
はむしろここにあるのであって、
すべきであると考える。その一つの方法と、
再組織化といった、要素レベルでのシナプスの可塑性
は、その機能的、形態的再構成とそれをひきおこす各種の要因
は記憶・学習、機能修復などに注目して、これらのレベルを繋げてい
ことによって、新しい局面が開けていくのではないかと考えられる。
現在、必要なことは、いかに困難であろうともミクロからマクロへ繋げる方法を求
めて理論的にも実験的にも多くの試みを行うことである。筆者はこれが次への飛躍の
基本的条件のように思える。その結果として脳研究には、次の一〇年間にまったく新
しい地平が開けてくるであろう。
（一九八五年三月十五日）
（『脳科学の展開』（下）（平凡社）の「あとがき」より）

塚原の著書「脳の可塑性と記憶」。伊藤正男は巻頭に「生涯を通して一日も休むことのなかった一人の真正な科学者の思索の見事な結晶である」と記した

終章　家族の心

魂、研究に

蛍光ペンを片手に、寝転がって論文を読んでいた。茶菓子を差し入れるとことのほか喜んだ。土日のどちらかは必ず大学に行っていたから、週に1度だけ自宅で見られる光景だった。

桑名羊子（55）は父、塚原仲晃の姿を脳裏に焼き付けている。

叱られた記憶はほとんどない。母、真佐子との夫婦げんかも覚えがない。テレビ番組「なるほど！ザ・ワールド」を、一緒になって面白がってくれた。

「優しかった」

1985年8月12日は、上京していた姉がたまたま大阪府内の自宅に帰省していた。父も出張先から帰ってくる。母は張り切って食事の支度をした。

夕方、テレビに速報が流れた。

日本航空が手配したバスで、母らはその日のうちに群馬県藤岡市へ向かった。2、3日後、桑名も姉と後を追いかけた。身元確認のため、損傷の激しい遺体を見続けた母や伯母たち。毎日、憔悴《しょうすい》しきって帰ってきた。

遺体は一部だけが見つかった。

「お帰り」。帰宅後、留守を預かっていた祖母のひと言に母は泣き崩れた。

「ぽっかり穴があいたようでした」。桑名は高校3年、弟は中学3年だった。

米ボーイングが圧力隔壁の修理をミスし、日航や運輸省（当時）が見逃した。事故原因はこう説明される。

「私は飛行機は、いつかは落ちると思う。いくら気をつけても、今後もあると思う」と桑名。いつもの父は新幹線で移動し、国内で飛行機を使わなかった。「なぜ、たまたま乗ってしまったのか。悔しいというより、残念。悲しい」

事故から40年近く、父が半生をささげた脳研究は発展し続けている。意志を継いだ弟子たち、塚原賞などに育まれた研究者たち、熱や姿勢に勇気づけられた科学者たち。桑名は言う。

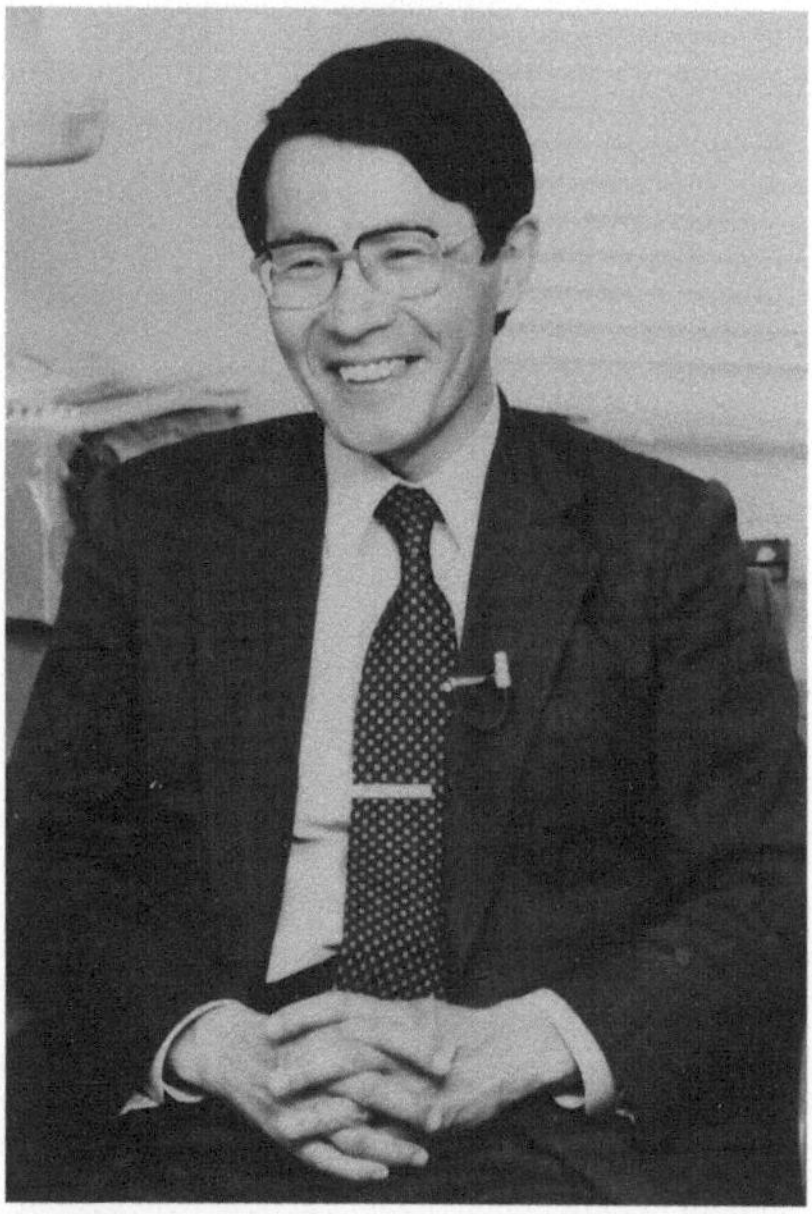

柔軟に変化しうる性質に脳の本質をみた塚原。しかし一方で変わらないものもある。多くの人が塚原のことを記憶しているように

「大きな損失だとおっしゃってくださる方が多いのは大変な名誉ですが、想像以上にさまざまな形で引き継がれているようなので、父の研究も、少しは今に貢献できているのかな」

塚原は生前、教授の引退後

に取り組みたいテーマを考えていた。ヒラメだった。稚魚の頃は普通だが、成長するにつれて目の位置が変わる。神経回路も置き換わるはずだと見立てていた。「内緒だよ」と、弟子の一人に伝えていた。

著書「脳の可塑性と記憶」に、その脳が紡ぎ出した探究心や生きざまを言い表した記述がある。

〈よく「記憶の良くなる方法はないか」ときかれることが多い。そんなとき、私の答は決まっている。「よく頭を使いなさい。使わなければ、筋肉だって萎《な》えてしまうでしょう。神経細胞もそうですよ」と。いかに意欲的に脳を使おうとしているかを反映しているのが、記憶のよさなのである。

私自身、五十年近くも頭を使って生きてきたわけであるが、記憶《あたま》を使おうとするには、エネルギーはいらないが気力はいる。これにかまけて、少しでも楽をしようとする自身の愚かさをいやというほど知っているので、言うほどにこれは易しくない。率直にいって、頭はできるだけ使いたくないというのが本音である。楽をしたいのが人情であって、もしそうでなければ、試験前の学生があれほど憂鬱な顔をしているわけがない。頭を使うのは、息をするのとはわけが違うのである。したがって、「苦労して頭を使いなさい」と言うべきなのかも知れない〉

桑名は事故後、御巣鷹の尾根に3回登った。不思議と悲しくはなかった。

「たぶん、父の魂がなかったからでしょう。『こんなところにいる場合じゃないぞ。大学に戻って研究を続けねば』と」

染みとおるような声で語った。

番外　ダイバーシティ

顔の研究から最前線に

「わが国の偉大な神経科学者」。日航機墜落事故に逝った塚原を、東北大副学長で大学院医学系研究科教授の大隅典子（62）は改めてこう評する。自らも脳研究の最前線に立ち続ける科学者に聞いた。

―学部生時代は歯学を専攻した。

高校生の時は心理学や言語学が好きだったけれど、両親がともに生物系（の基礎研究者）だったこともあり、理系を志しました。受験直前に風邪をひき、人を治療できる仕事は素晴らしいと感じて。確実に人を治せる歯学を選びました。でも実習が始まると、私より手作業が上手な人がたくさんいた。ならば研究をと。ただし当時は、大学院は女性を取らないのが一般的でした。今なら喜んで「どうぞ皆さん来て」ですが。

―顔の発生を探究する研究室の門をたたいた。「男性の2倍の業績があって同等とみなされる」と、最初に「覚悟」を迫られた。

2倍は無理でも、1・5倍くらいのところを目標にしました。顔の発生は時間軸に沿って変化しますが、この感じがすごく好きで、向いていると思って。その時に指導教授が言った「顔は中枢（神経）の表現系である」という言葉が、心に引っかかりました。顔を研究すれば、いつか脳にたどり着けると思った。

―後に、神経の初期発生に欠かせない遺伝子「Pax6（パックスシックス）」を発見する。

最初は、顔や眼の正常な発生に重要な役割を果たす物質（分子）として見つけました。それが脳の発生にも非常に大切だと分かり、今も追いかけています。

―発生学の概略を。

例えば発達心理学は、普通のお子さんがどのように発達するか観察し、何歳ぐらいにはどんな機能を獲得するのか明らかにすることが基本だと聞きました。

発生学も、最初の1900年代頃は、臓器などがどのようにできてくるか観察していました。1920年代以降になると、どの場所を傷付ければどのようになるか実験するようになった。

私たちの1980年代以降は、遺伝子が発生にどう関係しているかを明らかにするようになりました。「Pax6」が働かないとどうなるか。逆に正常ならどうか。そうして、神経幹細胞の増殖に関わるといったことを解き明かしてきました。

――一線で活躍する女性研究者の先駆けだ。

マイノリティーであることが、逆に良かったとも受け止めています。顔の発生を研究していた時は「全胚培養法」というユニークな技術を武器にしていましたが、例えば学会発表の際に、こういう若手がいると認知していただく点で、女性で得だったとも思います。マイクの前に立つだけで「誰だ」ってなる。母も私立女子大の教授だったので、女性が教授になれないとは思っていませんでした。

基礎研究の世界でも、この何十年かの間に、男女の在り方や雰囲気は少しずつ変わってきたかなと感じています。それでも日本の動きは、世界と比べて遅いといえば遅いですが。

ミクロとマクロつなぐ

――１９８５年は大学院の1年目だった。

夏に米ロサンゼルスで開かれた国際発生生物学会に出席しました。帰国便の中で、現地で印刷された日系の新聞を見て（日航機墜落事故を）知りました。びっくりしたのは、日本地図が南北逆に載っていたこと。よほど大慌てで作ったんじゃないかなと。大変なことが起きたに違いないと感じました。

帰国後、事故機に乗らず助かった研究者がいたとの話が聞こえてきました。運命を分けることは本当に起こるのだと思いました。

―１９９０年代半ばに脳研究に移り、塚原を知った。

日本で最も大きい神経系の基礎系学会は日本神経科学学会ですが、まず一般会員として所属することになり、（塚原）先生や、先生のことを大事にして作られたブレインサイエンス振興財団、塚原賞、そこから有望な若手が続々と輩出されていることを知りました。

―塚原の業績を。

神経科学の一番の王道は今でもシナプスの電気生理学的な解析です。研究者数は分子や遺伝子の方が上回っていますが、それでも（学問大系の）設立の経緯から電気生理学が中心です。

先生のテーマは、シナプスのスプラウティング（発芽）ですが、当時はそれを技術的にはっきり「見る」ことはできなかった。しかし起きているはずだと捉えた。神経の可塑性を形態と機能の両面から解き明かそうとされていた。私自身は形態の方から脳に入ってきたので、（塚原のアプローチは）刺さります。

「脳の可塑性と記憶」は名著です。文章自体がすごく読みやすく、まさにバイブル。私もこんな文章を書けたらと思っています。

―死後40年近くたち、方法論は格段に進歩した。一方で解明できていない部分は多いと受け止める。

まだごく一部しか理解できていないと感じます。

例えば電気生理学は、神経細胞の一部分に電極を刺し、活動を記録する。行動との関係性を推論するわけだけれど、脳全体でどんなことが起きているか見ているわけではない。シナプス発芽もイメージングの手法で確かな証拠が得られるようになりましたが、同様です。

私たちの分子系も、いろいろな分子がオーケストラのように協奏曲を奏でているけれど、分かっている楽譜は第1バイオリンくらいです、という感じ。fMRIもノーベル賞に値する発明ですが「時間分解能」は劣っています。たくさんのアプローチが生まれてきて、全体像に一歩ずつ近づいているような状態ですね。


脳科学の面白さであり難しさでもあるのが階層性。肝臓の細胞を理解しようとしたら、1ミリ角が分かればかなり全体を理解できますが、脳は部分ごとにやっていることが違う。ナノからミクロ、センチと全ての階層が

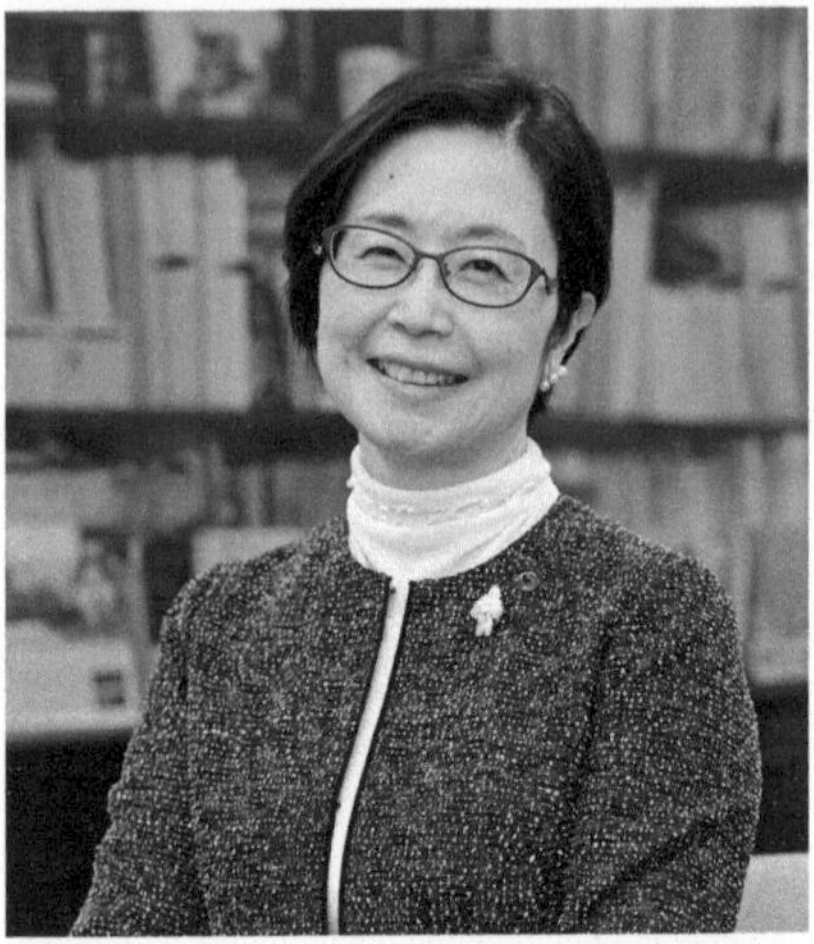

おおすみ・のりこ　1989年、東京医科歯科大大学院修了。1998年から東北大大学院医学系研究科教授、2018年から副学長。日本分子生物学会理事長や日本神経科学学会副会長、ブレインサイエンス振興財団理事などを歴任。父親で鯨類研究の権威、清治博士は群馬県伊勢崎市出身

つながらないと、理解したことにならない。

―それが塚原が死の半年前に書き表した「ミクロとマクロの溝を埋める方法を求めて」ということか。

まさにそう。先生は見通され、言葉に残してくださった。これが後進の私たちを導いてくれています。

解くべき問い　考えて

―村上富士夫の研究班に入ったり、小田洋一らが約30年前に始めた「シナプス研究会」に参加したりと、塚原の弟子たちとも縁が深い。

シナプスは神経科学の一丁目一番地ということを教えていただいた上、人脈をつくる意味でも本当にありがたかった。夜通しで語り合ったこともあります。

いつかご恩返しをと無意識で刷り込まれ、東北大では若手を育てる「脳科学グローバルＣＯＥ」を立ち上げるなどしました。（村上研究班の）スピリットの一部を引き継いだ研究班を率いていたこともあります。

―専門とする神経発生学を改めて教えてほしい。

胎児期を中心に、脳がどのように構築されるか、遺伝子や分子のレベルで見ていく学問です。

例えば、大脳皮質がどうやってできるか。恐らく3千くらいの遺伝子が関わりますが、ボタンのかけ違いでちょっとした機能の違いがあると自閉スペクトラム症などの精神疾患につながります。一方でこれは今、病気でなく個性と捉えるべきだとの考え方があります。「ニューロダイバーシティ」です。それぞれの違いがどう生まれるかを、私はこの10年追いかけてきました。

かつては正常と異常を比べて検討しましたが、ニューロダイバーシティは、より広い関係性を理解する。統計学の発達とビッグデータの進展でできるようになりました。２０２０年度までの5年間は新たな学術領域の研究として「『個性』創発脳」という研究班を組織し、神経の発生、発達の多様性と、そのメカニズムの解明を進めてきました。

――延長線として、父マウスの加齢が、子の音声コミュニケーションの初期発達に与える影響についての研究成果を、２０２２年に発表した。

子マウスの超音波発声の回数と持続時間が減り、泣き声のパターンが変わることを明らかにしました。父が加齢すると子の自閉症が増えるという疫学上のデータがあります。自閉症の子は言葉が出てこない、つまり音声コミュニケーションが不得手といった傾向がある。私たちは研究で父加齢の次世代への影響を検証しました。ネズミが鳴く音を5分間ずつレコーディングしたビッグデータを、ＡＩで解析するこで実証しました。

言い換えると、加齢した父から生まれた子の方が、ダイバーシティが広がっている。ではなぜ自閉症は男子に多いのか。そもそも男子と女子の違いとは。現在は個性を形作る性差に注目して取り組んでいます。

―若手へメッセージを。

ビッグデータを活用できるようになり、より網羅的に脳内で起きていることを調べられるようになりました。研究成果もネット上に広く公開されている。できることの範囲がものすごく広がった。だからこそ、本当に解くべき問いは何かをじっくり考え、チャレンジしてはしい。物理学が理論系と実験系に分かれていったように、生物系の研究でもそうした分化が起きると予想します。より高い視座から解くべき問いは何かを考え、研究してください。

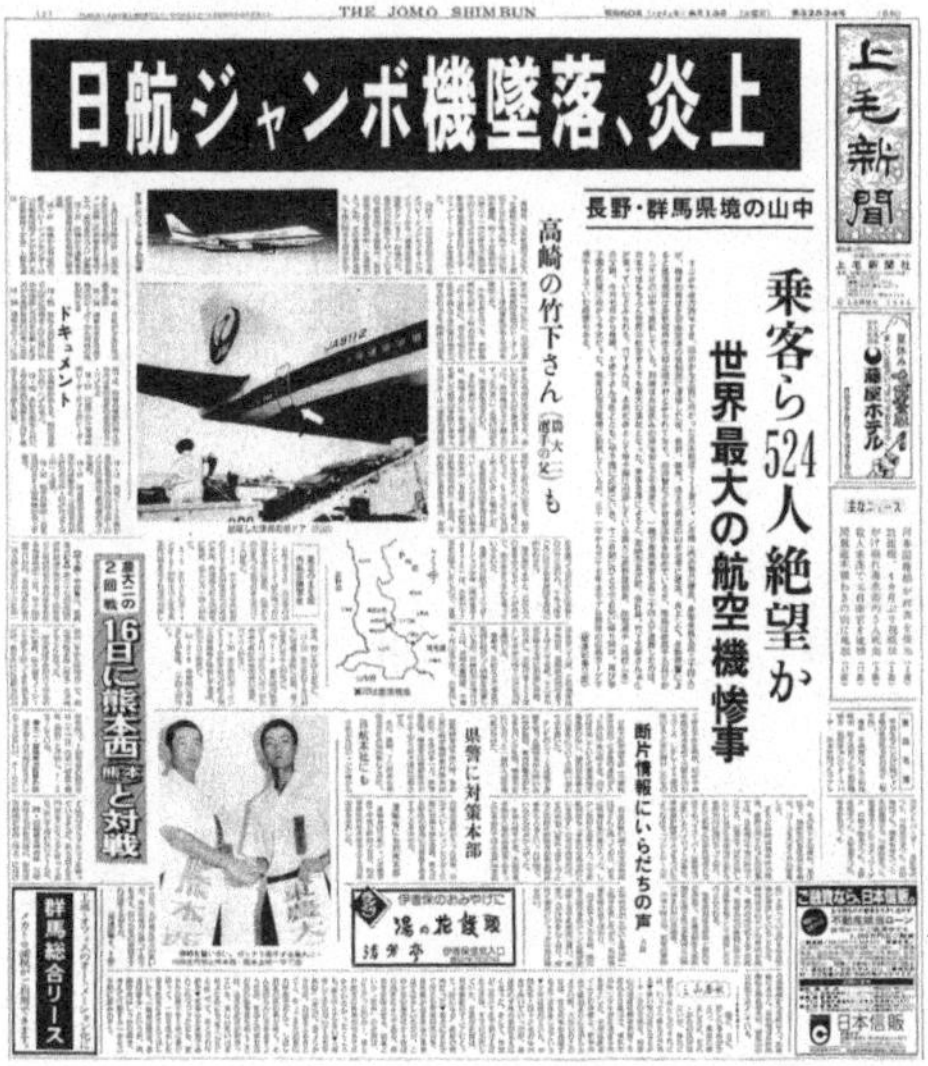
THE JOMO SHIMBUN

上毛新聞

日航ジャンボ機墜落、炎上

長野・群馬県境の山中

乗客ら524人絶望か

世界最大の航空機惨事

高崎の竹下さん（前大二の祖父）も

ドキュメント

断片情報にいらだちの声

県警に対策本部

前大二の2回戦　16日に熊本西（熊本）と対戦

主なニュース

伊香保のおみやげに　湯の花饅頭　清芳亭

群馬総合リース

ご融資なら、日本信販　不動産担保ローン

日本信販

事故を伝える発生翌日（1985年8月13日）の上毛新聞一面

【特集】師・塚原　人生の道標

塚原の存在が人生の道標となった人はなお多い。新潟大名誉教授の板東武彦（82）、東京大名誉教授の森憲作（73）に聞いた。

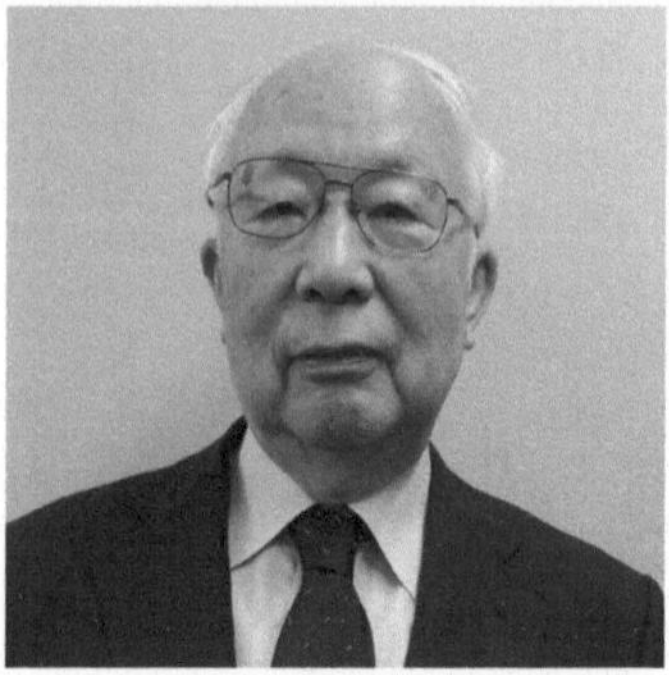

ばんどう・たけひこ　1966年、東京大医学部卒。大阪大や山梨医科大を経て、1987～2006年に新潟大医学部教授。同大副学長も務めた。ブレインサイエンス振興財団常務理事

研究の面白さ導かれ——坂東氏

—東京大の大学院で伊藤正男の研究室に入った。

ライギョのひれを動かす神経細胞の研究が最初だった。彼らはひれを、泳ぐときは後ろに、獲物を捕らえるときはブレーキをかけるため前向きに動かす。波打つ仕組みを「細胞内誘導」で調べた。測定に使うディスプレーや刺激装置を自作するのに1年かかった。

—2年目、塚原が留学先の米国から帰国した。

自分の研究をやりつつ、当時先生が取り組んでいた

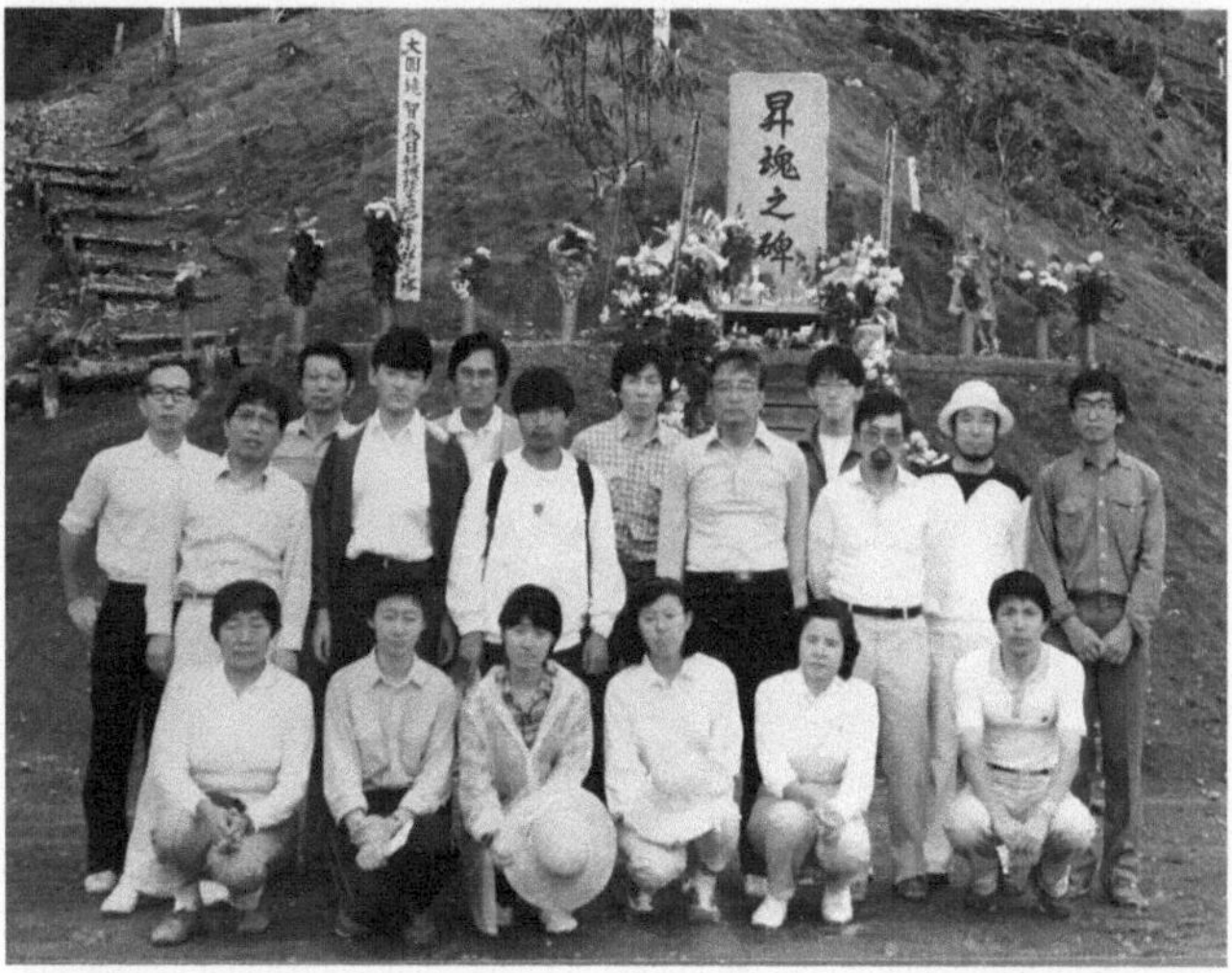

事故翌年の1986年8月17日に「昇魂之碑」前で撮られた一枚。板東（後列左端）や森（同左から5人目）も写る

小脳の反響回路を証明する研究に加わり、弟子にしてもらった。研究ってこんなに面白いのかと。可塑性の研究は初期だけ交ぜてもらった。私はその後、米コロンビア大に留学した。

―１９７０年、教授就任と同時に塚原が開いた大阪大の研究室を、自らは助手として支えた。

最初は焦点の調節の研究に取り組んだ。世界で三つのグループがしのぎを削っていたが、タッチの差で、いち早く論文を出せた。

―１９８５年の事故時は山梨医科大の助教授だった。

一報を受けて慌てて情報を集めたら、現場は山梨県から近い群馬県だった。実家があった東京から毎日、車で群馬県藤岡市へ通い、奥さまたちに付き添った。

――遺体の発見時は。

もちろん事故は良くないが、身元確認に相当時間がかかっていたから、（発見できたことは）ある意味では良かった。ずっと行方不明じゃたまらない。

先生は、10年分くらいの業績やその後の見通しを記した総説論文を、恐らくかばんに入れていた。どんなプランを描いていたのか、ぜひ見てみたかった。

――改めて塚原とは。

医学部出身だけど数学好き。周りにも数学が好きな人がたくさんいた。

38年たって、いろいろな方法論が生まれた。たくさんの神経細胞がどのように分業して動いているかや、ミクロの活動状態などが分かるようになり、より現実に沿うような形で理論を直せるようにもなった。先生がご存命なら、その才能を生かして、さぞ活躍されただろう。残念です。

――自らは最近何を。

ＶＲ（仮想現実）やＡＲ（拡張現実）の安全性の評価方法を開発している。経産省系の産業技術総合研究所（産総研）が事務局で、そこで議論している。

ＶＲは閉鎖型、ＡＲはシースルー型で、いずれも視覚的な映像空間を作っているが、安定して見えることが第一の前提条件。利用者の動作結果を、見ている仮想映像に迅速かつ正確に反映

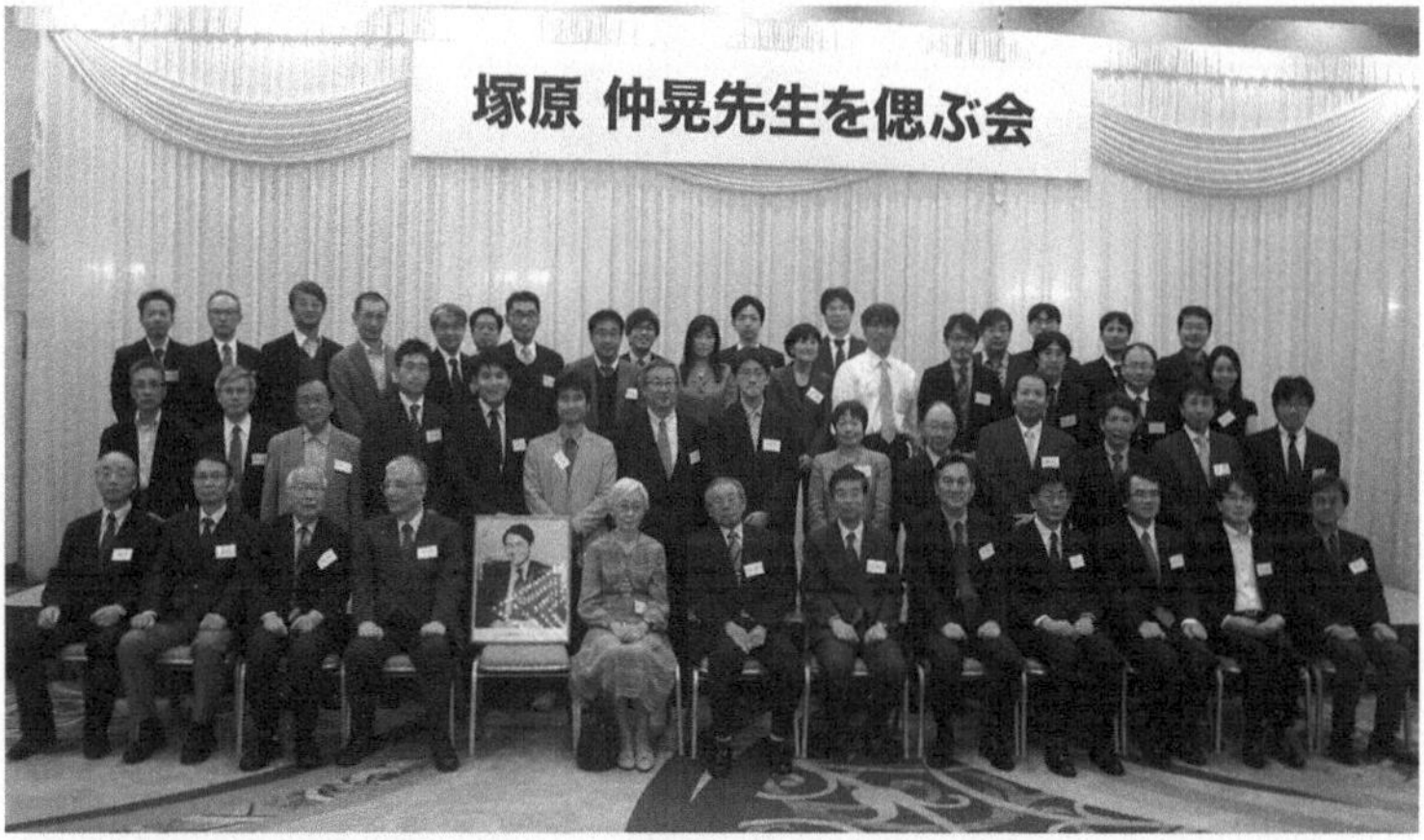

没後 30 年の2015年に大阪で開かれた、塚原を偲ぶ会。板東（前列左から3人目）、森（同8人目）、塚原の妻・真佐子（同5人目）や多くの友人、弟子が写る

させるのが第二の前提条件。それらを評価する方法を作る。

―そうした機器類について訴えたいことは。

用心して使ってほしい。6歳以下は禁止。問題は小学生だ。産業界は使わせたがっているが、12歳の頃までは眼球運動が確立せず、神経回路はかなり可塑性が働く。こうした時期に、現実と異なる環境を刷り込ませたくない。現実の物理法則に反することを仮想空間で与えると、それが刷り込まれてしまう。極端なものが刷り込まれれば、日常生活で円滑に動けない。

二眼式の立体機器装置は両眼視差を利用して立体を認識させているが、そこでは脳の通常の情報処理が予想していないことが起こる。映像の飛び出しは「眼間隔」の差で子どもの方が大人よりも強くなる。理論的には、眼精疲労やストレスが生じるに決まっている。大きな両眼視差を与えないように工夫して安全に使うことは非常に大事。このような生体影響を与えない空間像再生方式の装置も開発が進んでいる。

—若い脳科学者へ。

いろいろな部品をやみくもに組み合わせ、脳を作れるような状態になったとしても、脳が分かったとはいえない。例えば結核は一時根治したと言われたが、耐性菌が最近できて、治らないケースが出てきた。薬で治るようになって研究を止めてしまい、過程が解明されていなかったからだ。

脳についても、ミクロからマクロまで、さまざまなメカニズムを一つずつ理解していく必要がある。富士山を制覇するのに私はこの登山口にすると決めて、努力する。新しい研究法がたくさん出てきて、勉強は大変だし、お金もかかるけれど、それに負けず、自分がやりたいことを実現する手段を考え続けてほしい。

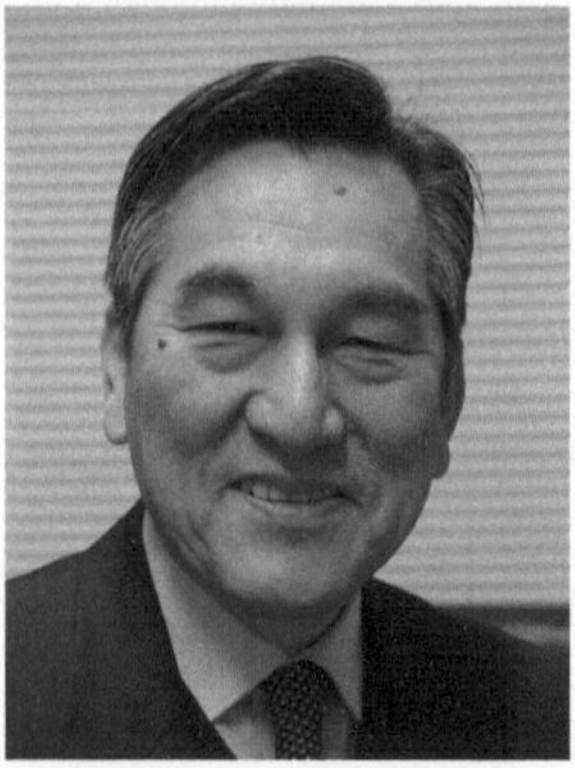

もり・けんさく　1972年、大阪大理学部卒。大阪バイオサイエンス研究所や理化学研究所を経て、2000～15年に東京大医学部教授。内田直滋（米ハーバード大教授）らを指導

嗅覚から「心」に迫る——森氏

—学部生時代は物理学を専攻。大学院に行く前、塚原の講義に潜り込んだ。

例えばリンゴの匂いについて、物理学は「匂い

の分子がある」と捉える。一方で塚原の脳神経科学は「匂いの分子を嗅いだとき、ヒトはどうリンゴを意識し、認知するか」と考える。視点と座標系の転換だった。塚原研究室に入って瞳孔反射を研究し、生理学の基礎を学んだ。

―塚原の印象は。

いつも教授室で何かを考えていて、実験室に時々来て助言してくれた。心の働きを科学で解明、説明するには何が必要か、思索していたのだろう。

―自身は塚原研を経て、１９７４年から群馬大医学部第２生理学教室に。嗅覚の第一人者、高木貞敬《さだゆき》に学んだ。嗅覚の魅力は。

匂いの情報は、感覚細胞から直接大脳に入る。個人的には、哺乳類の大脳は嗅覚によって進化したと考えている。大脳研究で最も重要な感覚だと思う。

―事故時は。

群馬大の講師だった。夏休みで家族と新潟の海水浴場に出かけた帰りに、車内のラジオで一報を聞いた。夜遅く、テレビに先生（塚原）の名前が流れた。翌日から群馬県藤岡市へ。体育館にしばらく通った。

僕は遺体を見なかった。見たら、先生にもう議論してもらえないことを、本当に認識しなきゃならない。奥さまからは勧められたが遠慮させてもらった。申し訳なかったですけど。

―1987年ごろから脳内の「匂いの地図」の研究を本格化させた。

ネズミにアルデヒド類やアルコール類、エステル類といったさまざまな匂いを嗅がせて、大脳の嗅球のどの部位が反応するか調べた。匂いの分子の構造と地図に関係があると推測し、解明した。

―理化学研究所を経て、東京大医学部教授に。印象深い共同研究がある。

遺伝子を操作して匂いの地図の背側部を持たないマウスを坂野仁グループが作り、その機能解析に加わった。このマウスは、捕食動物であるネコやキツネの匂いを怖がらなくなった。それまで「大脳は匂いの情報をどう処理するのか」という視点で研究していたが、そうではなく、感覚の入力を行動の出力に変換するのが大脳だと理解した。発想の転換だった。

―匂いが個の生存や種の保存に関わっていると説く。

食べられる物の匂い、食べられない物の匂い。どれも匂いの地図に記録されている。そうして生き物は食べられるものを選び、口の中に入れ、栄養とすることで生き延びている。外界の感覚情報を、自己の生存や種の保存に役立たせるため、行動にどう変換していくか。これが大脳の基本的な働きだと思う。

―最近の関心は。

匂いの地図に「外側」と「内側」の二つがあることが分かってきた。大別すると、匂いは2種類ある。目の前の皿にカレーがあるとしよう。息を吸い込むと、鼻の中にカレーの匂いが入ってきて、カレーがあると分かる。こうした外界の匂いを担当しているのが「外側」の匂いの地図だ。次に、カレーを食べれば肉やジャガ芋から匂いが口の中に出る。これらは息を吐くときに鼻で受容される。これを分析するのが「内側」の匂いの地図。大脳はつまり、外界の匂いと、自分の体内の匂いを区別して処理している。外界の感覚情報と体内(内界)の感覚情報の統合こそが、人や動物が自分自身を認識する仕組みの基本だと考えている。

「心を科学でどう説明するか」は非常に重要な問いかけだ。心がどうやってつくられるか。外界と体内の感覚情報を統合し、行動や情動に翻訳する過程で、生じるものだと想像している。

―生き物は匂いをコミュニケーションにも使う。

匂いが動物の社会行動を媒介するケースは多い。犬と犬が互いに匂いを嗅ぎ合うような場合で、一般的にはフェロモンという。異性なら性行動、母親と子どもなら母性行動に結び付いたりする。匂いで相手の状態を把握し、行動を予想し、自分の行動を決める。匂いは、大脳と大脳との相互作用の手段にもなる。人々の大脳は匂いの代わりに言語を使って相互作用し、社会行動に移す。脳神経科学は、社会行動の仕組みを理解する上でも重要といえる。

解説に代えて

東京大ニューロインテリジェンス国際研究機構 特任教授　河西春郎さんインタビュー

―基礎研究者として駆け出しの頃、日航機墜落事故をテレビで見た。

私は当時、伊藤正男先生の研究室にいた。塚原仲晃先生を生前にお見かけしたのは2回。このうち1回は何か質問し、お話しした。大した内容ではなかったと思うが、非常に真面目に取り合ってくれた。伊藤研究室では助教だった外山敬介先生（京都府立医科大名誉教授）から特に指導を受けた。外山先生は長らく塚原先生と一緒に研究されていた方です。

ご案内の通り伊藤、塚原両先生はじっこんで、話し込むことがよくあった。とても近寄れなかった。何をあんなに話しているのかと思ったが、振り返れば2人とも、可塑性の研究にさらに本腰を入れようとしていた時期だった。

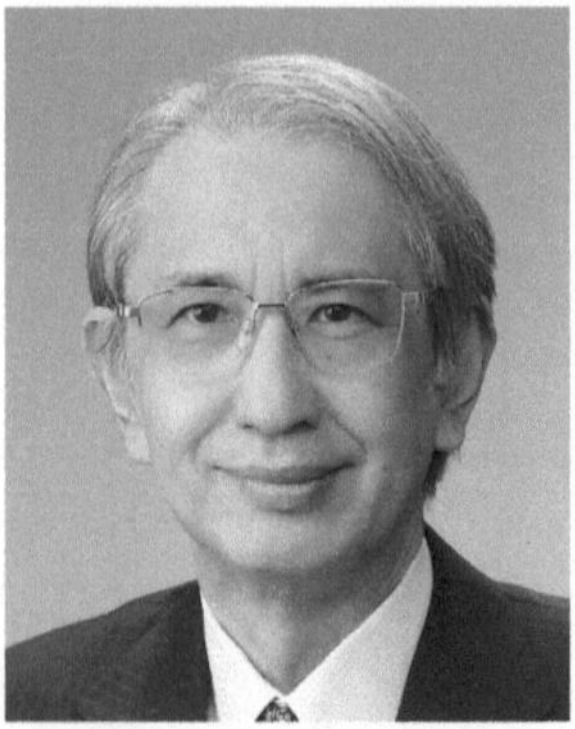

かさい・はるお
1985年、東京大大学院医学系研究科博士課程修了。生理学研究所教授などをへて、2005年～2022年3月に同大学院教授。同年4月から現職。「シナプス・開口放出機構の2光子励起解析」で塚原仲晃記念賞（2002年度）。2018年紫綬褒章。「大脳シナプスの形態可塑性」の研究で、学術上特に優れた研究業績を表彰する日本学士院賞・恩賜賞（2022年）

―塚原氏は、神経細胞同士の結合部分「シナプス」のうち、樹状突起にあるとげ状の構造「スパイン」の

形態変化が、記憶や学習の際の信号伝達に重要な役割を果たすと考えていた。自身はこれを実験的に裏づけることに成功した。塚原氏が見通した「脳の可塑性と記憶」に関係する仕組みの一部を、科学的に証明したといえると思うが、内容を改めて教えてほしい。

まず前提として、脳の可塑性という考え方は、実は古くからあった。米国の心理学の父と言われるウィリアム・ジェームズ（１８４２〜１９１０年）が既に指摘している。カナダの心理学者であるドナルド・ヘッブ（１９０４〜１９８５年）は、当時分かって来ていた微細構造を見て、ヘッブ可塑性と神経細胞集団（セルアッセンブリ）という概念に洗練させた。

しかし、これらはあくまで予想の域を出なかった。どう実証するか。この問題に向き合っていたのが、伊藤や塚原、エリック・カンデルといった先生方だったと思う。この中で塚原先生が一番形態派だった。大脳皮質細胞の中脳赤核細胞への軸索の伸長（スプラウティング）が主題だった。川人（光男）氏などとともに、スパイン形態の意義の研究も行った。前述の通り私は伊藤研究室の出身なので、可塑性に入ったのは、ある意味で必然だっただろう。

ただし、私は電気生理学だけでなく細胞生物学が必要であると考えた。具体的には光学顕微鏡や生物物理学的・化学的な方法を使って調べる。根底には、従来主流だった電気生理学の手法（神経細胞に電極を刺して活動電位を捉える）だけでは、脳を理解するのは難しいだろうという予想があった。

―やがて、レーザー走査型蛍光顕微鏡の一種「2光子顕微鏡」での探究へ入った。

平たく言えば、この技術で生きた脳が見えるようになった。そこで思考や記憶といった高次の働きに大事なのは、やはりシナプスの可塑性だと考えた。そして可塑性の仕組みは何なのか結論を出すには、個々のシナプスの性質が分からなければならないと思った。

個々のシナプスの性質を理解するのに、見る（観察する）だけでなく、刺激する必要があると考え、２光子顕微鏡を光化学に応用して単一シナプスを刺激する技術を完成させたのが２００１年。そこで狙ったのが魅惑の構造、スパインだった。

（塚原氏に代表されるように）スパインについてはいろいろなことが言われていたが、シナプス後部の棘構造（スパイン）であること以外、小さ過ぎて、結局は何だか分からなかった。

―スパインは、球形の頭部と首部によるキノコのような形で、興奮性シナプスの後部にある。

私たちは２００４年、スパインにグルタミン酸を投与して刺激すると、刺激したスパインだけの頭部が特異的に大きくなり（頭部増大）、それが2～3時間、持続することを発見した。つまりスパインが「運動する」ことを見つけた。

この際にシナプスは結合を強める（長期増強）。すると神経伝達物質であるグルタミン酸の通りが良くなる。こうしたスパインの形態変化は、独立可変性を持ち、スパインがヘッブ可塑性を示すことが分かり、スパインが「記憶素子」であることが初めて示された。この形態変化は神秘的で、まさに生きものそのもので、ヘッブ可塑性は随伴しているだけで、その枠を超えたものを持っている。

スパインは密度も高いが、形の多様性がすごい。頭部の大きさは結合の強度だが、それぞれ大変な多様性がある。こうしたスパインの頭部の大きさは、分子の衝突などで自然に揺らぐ。人間が自然に忘れる現象は、この揺らぎに応じているのだと考えられる。

記憶は基本的に速くしなければならない。つまり脳の可塑性には速さが求められるわけだが、これを実現するために、個別のシナプスで変化が速く起きていなければいけない。

―シナプスと人間の関係性を、具体的に教えてほしい。

近年は精神疾患とシナプスの関わりが注目されている。分子基盤などを調べた結果、統合失調症や自閉症、うつ病、薬物依存症、認知症などに、シナプスの異常が影響していることが分かっている。私は自閉症スペクトラム障害の場合、遺伝子が変異しシナプスの安定性が失われることで高度な学習障害が起こると考えている。こうしたことからも、シナプスが心を作り出していることが分かるだろう。

―シナプスやスパインに関して、現在も探求を深めている。

スパインが「速く運動する」という現象から最近さらに分かったのは、スパインが「力を出す」

ということ。力が出されれば、効果が生まれる。実際、シナプス後部のスパインが、シナプス前部を「押している」ということを突き止めた。2021年に英科学誌ネイチャーで発表した。これは形態可塑性の延長上にあるが、誰も予想しなかった。

従来、シナプスは記憶や学習で信号を伝える際、大半を化学物質伝達に頼り、少しだけ電気的伝達があると考えられていた。この2つの定説に加えて、私たちが明らかにしたのが力学伝達。スパインの繊維が、筋肉並みの力を出していることも明らかにした。ただし、運動量は小さいので筋肉の様にエネルギーは使わない。力は効率よく前部に渡される。脳の5％はスパインでできている。脳内で膨大な力学運動が起きているということだ。

ちなみにスパインは当初、人間をはじめとした高等動物にしかないと考えられていた。確かに高密度にあるのは高等動物だけだが、昆虫にもあることが20年ほど前に分かった。ここ2～3年で、神経系を有する動物の中では相当に原始的な線虫にもあることが分かった。

するとスパインは、高密度に存在することで記憶を生んでいることは確かだが、役割はそれだけではなさそうだと。これを取ったらどうなるか。人間では、取らなくても、形態にほんの少し異常があるだけで精神機能障害となる。

―スパインは信号伝達をするのに、なぜ力学的な機能を持ったのか。

まさしく速く記憶するためだろう。

—「チャットＧＰＴ」に代表される生成ＡＩとの類似点は。

チャットＧＰＴもある意味で高い知能を持つ。「パラメーター」と呼ばれる記憶素子をたくさん積むことで実現している。一方で、そのパラメーターがどんな風に使われているかは数が多すぎてよく分からない。そういう点は脳と同じだ。

スパインもパラメーターも、一つ一つを見れば、それぞれが「個別可変性」を持つ記憶素子だということは間違いない。しかし、繰り返しになるが、どう使われているかは判明していない。スパインはパラメーターより分かっていない。それでも、記憶素子であることは確実だ。

両者は数的にはちょうど同じくらい存在する。人間１人当たりのスパインは１００兆個、チャットＧＰＴのパラメーター（ＧＰＴ—４）は１００兆ビット。こうした膨大な記憶素子がそれぞれ、個別可変性を持っている。両者の対比は非常に面白い。

—相違点は。

前述の力学伝達、つまり運動性の有無だ。スパインにはあり、パラメーターにはない。

なぜ、パラメーターに運動性がないか。チャットＧＰＴが人工物だからに他ならない。要は、壊れないように作られている。動いたら壊れる。だから、動かないようにしている。

翻ってスパインは運動性がある。こうした逆張りの視点からも、この運動性こそ、非常に大切な脳の性質ではないかと考えている。これからは、スパインに運動性があるという考え方を前提に、脳がさらに説明できるよう研究を進めたい。

―人間本来の知能とＡＩは別物ということか。

先ほど述べたように、記憶素子がこれだけ違う。基礎から考えて全くの別物だと分かる。ＡＩは感情、情動がない。「ないように作った」という人もいるかもしれないが、それは違う。「人間が分からないものを作れなかった」だけの話だ。睡眠と覚醒、快と不快の違いは理解できているか。とても分かっていない。

人間や動物は、さまざまな感情的状態を取りながらものを考える。普通の時と怒っている時で考え方は違う。人間はまた、寝ている時にも考える。しかしＡＩは1つの状態しか取れない。損得の1軸は持つが情動が存在しない。

もう一つ、人間を含む生きものの大きな特徴が統一性だ。人間は人間として、動物は動物として、統一的な行動が取れる。意思統一が図れる。睡眠・覚醒や快・不快は、そうした統一性の上に成り立っている。統一性がなければ生きものは死んでしまう。

これはＡＩができないこととほぼ同義。だから「近い将来にシンギュラリティ（ＡＩが人間を超えるとされる技術的特異点）が来るのでは」と騒ぐことがあるけれど、そういうことはあり得ない。人工物は本質的な統一性を持たない。生き物はこれを進化的に獲得した。

―脳の極小面を突き詰めて調べていけば、いずれ脳（神経回路）全体を理解できるか。

例えば古典力学は、地球レベルの森羅万象の現象を、極めて単純なルールで説明できる。この古典力学がカバーする多様性に比べれば、脳の複雑さはたいしたことはない。電子顕微鏡で見れば、脳内の構造はどこも恐るべきほど似ている。

脳の学問としては時代ごとに、ミクロの方向へ振れることもあれば逆にマクロに振れることもある。例えば、今はシナプス（ミクロ）の方向に少し戻ってきている。

しかし結局、脳の構造は金太郎あめに近い。大脳皮質だけでなく、どこを見ても似た構造をしている。スパインはどこにでもある。脊髄にもある。線虫にさえある。そうしたことを踏まえると、統一的な理解ができると思う。問題はいつになるか。生命はいつ分かるかと同義かもしれない。

それでも（森羅万象を説明する）古典力学のようなことは起きると思う。そこに行き着くまでは、いつまでも、定義されない言葉を皆で議論する状況が続くだろう。

あとがき

〈「積み重ねが大事」「去る者日々に疎し」。研究の世界でも、ややもすれば相反するこの二つが、いずれも真実であると感じます〉

塚原仲晃先生のお弟子の１人から新聞の掲載後、こんなメールをいただいた。数え切れないほどの後進を肩の上に乗せた巨人も、歳月とともにやがてその名が薄れゆくのは、人の世の常なのだろうか。

連載を始める前、塚原先生の名前を、上毛新聞の創刊時（１８８７年）からの掲載記事を探せるデータベースで検索した。該当結果は5件。内容は、日本航空１２３便の乗客名簿（１９８5年8月14日付）、「もう待てない」と群馬県上野村まで安否を尋ねに来たご子息を描いたベタ記事（同16日付）、身元確認された犠牲者名（同26日付）、塚原賞創設を伝える短い配信記事（１９８6年8月3日付）、大阪大で追悼講演会が開かれたとの一文（同12日付）――。

これだけだった。

日航機墜落事故はこれまで数え切れないほど報じられてきた。書籍や映像で作品になった。ご遺族のその後を追ったり、慰霊の登山や式典の様子を伝えたりする報道は今も毎年続く。私も記者になって以来、折々に携わることがあった。記憶は多くの人の脳裏に刻まれている。

一方で、当代一の脳研究者がここに逝った事実は、一般に知られてこなかった。

主たる理由は先に述べた報道の乏しさだろう。なぜメディアは伝えてこなかったか。「歴史的な事故の犠牲者ということではなく、科学者として正当に評価してほしい」。ご遺族やお弟子の心底にあったこうした気持ちが、少なからず影響していたように思う。

塚原先生はしかし、今も確かに皆さんの心にあった。

取材中に聞いた言葉が耳に残る。「もちろん命に軽重がないことは分かっている。でもあの時は内心、十把一絡にされたらたまらないと思った。僕らの先生はすごかった。本当にすごかったんだぞ、って」

科学的事実を厳格に追い求める基礎研究に生きる人たちが、これほどに他者を思い、別離して40年近くたった今なお存在を記憶し続ける。直接、間接に、その熱に導かれた人たちが、先人の積み重ねと自らの情動とで神経科学の新たな地平を切り開く。塚原先生が終生のテーマとした脳が織りなす、人間の心の営みそのものだと感じた。

本文中に何度か登場するが、塚原先生は亡くなる半年前、脳研究の課題として「いかにミクロ(分子的な研究)からマクロ(ネットワーク全体への理解)へつなげるか」を挙げた。ここで神経科学から少し離れて、最近、別の取材で物価研究の第一人者から聞いた話を紹介したい。「商品一つ一つの値動きを積み重ねても、物価の全体像は理解できない。個が集まると個の振る舞いからは予想できない、質的に異なる振る舞いが表れる」。つまり、全体は部分の総和以上。塚原先生が残した課題に重なった。

この物価研究者は現在、技術革新で得られるようになった膨大なデータを収集・解析し、物価の全体像をより正確に把握するよう努めている。翻って神経科学の世界でも、その溝を埋めるべく、研究が日進月歩の勢いで進められていることを、多くの先生方に教えていただいた。

それでも、脳は今も〈そこらの電卓とはわけが違う／いまはやりのパソコンや、子供が目の色を変えるファミコンとはわけが違う／世界最大の計算機もとてもかなわない、とても秀れた機能を内蔵した機械〉（「脳の可塑性と記憶」）だと、素人感覚で思う。ＡＩがますます発展してゆくであろうこれからもそうだと思うし、思いたい。この人類最後のフロンティアは、いつ、どのように解明し尽くされるのだろうか、興味は尽きない。

神経科学はおろか、自然科学へのリテラシーが皆無の私が塚原先生に出会ったのは、全くの偶然だった。たまたま入った書店で、ふと手にした「あなたの脳のはなし」（２０１９年、早川書房、デイヴィッド・イーグルマン）。解説の最後にあった「わが国の偉大な神経科学者」の記述になぜかひかれた。大隅典子先生による追悼の一文だった。

事故現場の地方紙記者として、遅きに失しつつも塚原先生のささやかなご供養になればと、先生方のお話をできる限り正確に理解し、表現するよう努めたつもりだが、いかんせん私には素養も資質もない。適格性のない記者が、塚原先生や脳をテーマにしたこと自体が無謀でおこがましかったと、何度も心苦しく思った。また、塚原先生に関係があり、連載中に登場していただいた人はごく一部。本来取材すべきはずが私の力不足でかなわなかった皆さまには、ここでお詫びしたい。

「相当に」厳しかったという塚原先生は、果たしてこの連載を、どう受け止めただろう。連載を閉じてぼんやりそんなことを考えていたら、冒頭とは別のお弟子からメールが来た。

〈──これだけの多士済々に会えて、面白かったでしょう？〉

そう、本当に面白かった。塚原先生も天国で少しでもそんなふうに思ってくれたら、うれしい。

新聞掲載をお許しいただいた内山充会長、書籍化を快諾し巻頭文まで記してくださった関口雅弘社長に、万謝をささげる。

私が入社1年目の時に隣席で温かく見守っていただいた小渕紀久男編集主幹、報道部1年目の時にキャップとしていろはをたたき込んでくださった高桑和彦編集局長なくして、この連載は生まれなかった。塚越毅、天笠美由紀の前・現報道部長には、ここで書き表せないほどわがままを言い、迷惑をおかけした。改めて御礼申し上げる。

「あいよっ」と取材班に入り、お人柄と知見で最後まで一緒に走ってくれた小泉浩一記者に、深謝している。書籍化を力強く後押ししてくれた出版編集部の石倉実奈さんには、またもおんぶに抱っこだった。芯ある同期に負けないよう私も精進したい。

村上富士夫、小田洋一両先生をはじめとした塚原一門の皆さま、国内外の神経科学をけん引する先生方に、身に余るご指導をいただいた。本当に光栄だった。廣川信隆先生には、「講書始の儀」にも臨まれるご多忙極まりない折に、科学ジャーナリスト賞への推薦状までしたためていただき、欣幸の至りだった。塚原先生がくださった多くの宝物を、これからも大切にしたい。「私が分かれば誰でも分かる」と不思議な応援で原稿を〝査読〟してくれた妻には、今回も気合を入れられた。2人の息子は可塑性の著しさや面白さ、素晴らしさを、身をもって感じさせてくれる。

最後に、私のような者が自然科学に関心を抱けるようになったのは、野島美久先生との出会いがあったからに他ならない。塚原先生の鉄門の後輩で、私にとっては古里と高校の先輩であり、多様性と反骨精神の大切さを教えてくれる恩人に、心から敬意と謝意を表したい。

2023年8月12日　五十嵐啓介

【取材】

五十嵐啓介　いがらし・けいすけ

報道部記者。1983 年、伊勢崎市生まれ。2006 年入社。政治、経済、社会の各担当や富岡支局勤務などをへて、2021 年から現職。青山学院大国際政治経済学部卒

小泉浩一　こいずみ・こういち

DX 推進局デスク兼記者。1977 年、館林市生まれ。1999 年入社。編集局地方部、報道部、文化生活部の各デスク、太田支局長を経て 2023 年から現職。東京大文学部（心理学専攻）卒

【撮影】

石田貞之、綱島徹

脳とこころ　御巣鷹に逝った科学者

2023 年9月発行

制作著作　上毛新聞社

発行人　関口　雅弘

発行　株式会社上毛新聞社
〒 371-8666　群馬県前橋市古市町 1-50-21
TEL　027-254-9966

装丁　松田喬史（Isshiki）
本文デザイン　杉本千夏（Isshiki）

©2023　JOMO SHINBUN
本書の無断転載、複製、頒布、公衆送信、翻訳、翻案等を禁じます。